Kyra und Sascha Kauffmann

Histamin-Irrtum – das Praxisbuch

Kyra und Sascha Kauffmann

Histamin-Irrtum – das Praxisbuch

Wirksame Tools für eine gezielte Selbsthilfe
bei histaminbedingten Beschwerden

VAK Verlags GmbH
Kirchzarten bei Freiburg

Hinweis des Verlags

Dieses Buch dient der Information über Möglichkeiten der Gesundheitsvorsorge. Wer sie anwendet, tut dies in eigener Verantwortung. Die Autoren und der Verlag beabsichtigen nicht, Diagnosen zu stellen oder Therapieanleitungen zu geben. Die hier vorgestellten Vorgehensweisen sind nicht als Ersatz für professionelle Behandlung bei ernsthaften Beschwerden zu verstehen.

Bibliographische Information der der Deutschen Nationalbibliothek
Die Deutsche Nationalbibliothek verzeichnet diese Publikation in der Deutschen Nationalbibliographie; detaillierte bibliographische Daten sind im Internet über http://dnb.d-nb.de abrufbar

VAK Verlags GmbH
Eschbachstraße 5
79199 Kirchzarten
Deutschland
E-Mail: info@vakverlag.de
www.vakverlag.de

Lektorat: Gina Janosch, Freiburg
Produktion: Schmieder Media GmbH, Lünen
Covergestaltung: Kathrin Steigerwald, Hamburg
Layout und Satz: kw-unlimitedmedia, Lünen
Abbildungen (wenn nicht anders erwähnt):
freepik/de.freepik.com, Rabbi Creative/shutterstock.com
Druck: Himmer GmbH, Augsburg
Printed in Germany
ISBN: 978-3-86731-289-9

DEIN WEGWEISER ZUR BEHERRSCHUNG VON HISTAMINERKRANKUNGEN

Liebe Leserin, lieber Leser,

wenn du dieses Buch in den Händen hältst, hast du vermutlich schon eine lange und oft beschwerliche Reise hinter dir. Vielleicht hast du unzählige Stunden damit verbracht, Foren zu durchstöbern, Blog- und Fachartikel zu lesen – immer auf der Suche nach Antworten, die dir weiterhelfen könnten. Vielleicht war es auch eine Odyssee von Arzt zu Arzt, die am Ende mit dem ernüchternden Satz endete: »Damit müssen Sie jetzt leben ...«

Wir wissen genau, wie verwirrend und frustrierend dieser Weg sein kann. Als unser Ratgeber »Der Histamin-Irrtum« vor einigen Jahren erschien, hätten wir niemals gedacht, welche Resonanz er auslösen würde. Innerhalb weniger Tage war die erste Auflage vergriffen – offenbar hatten wir mit diesem Thema einen Nerv getroffen. Seitdem erreichen uns täglich Nachrichten von Leserinnen und Lesern, die ihre persönlichen Geschichten mit uns teilen, Fragen stellen oder einfach nur ein herzliches »Danke« aussprechen.

Es erfüllt uns mit Freude und Dankbarkeit zu sehen, dass wir bereits vielen Menschen helfen konnten. Besonders ermutigend ist für uns zu beobachten, dass das Thema »Histamin-Intoleranz« mittlerweile auch von immer mehr Therapeuten ernst genommen wird.

In den vergangenen Jahren hat das Bewusstsein für Mastzellen- und Histamin-Störungen – nicht zuletzt durch neue Herausforderungen wie Long- und Post-Covid-Erkrankungen – erfreulicherweise zugenommen. Doch trotz dieser Fortschritte zeigen uns

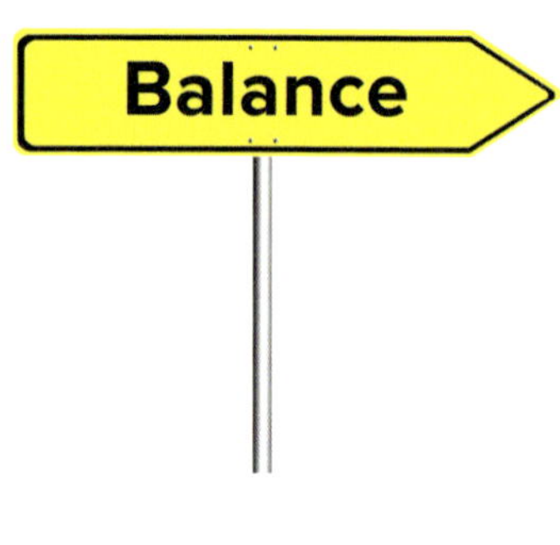

die Rückmeldungen unserer Leser auch, dass es nach wie vor viel zu wenige Mediziner gibt, die wirklich fundierte Hilfe leisten können.

Besonders das Mastzellaktivierungssyndrom (MCAS) bleibt oft unerkannt oder wird missverstanden. Vielen Therapeuten fehlt schlichtweg das notwendige Wissen über die komplexen Zusammenhänge des Histamin-Stoffwechsels – nicht zuletzt, weil dieses Thema in der medizinischen Ausbildung kaum behandelt wird.

Seit mehr als 20 Jahren begleiten wir nun Menschen mit Histamin-Erkrankungen auf ihrem Weg. Dabei war es uns stets ein besonderes Anliegen, dass Betroffene ihre Beschwerden und deren Ursachen besser verstehen. Daher haben wir seinerzeit unseren Ratgeber »Der Histamin-Irrtum« geschrieben. Die Rückmeldungen aus unserer Leserschaft zeigen uns, dass sich viele Betroffene konkrete Tools und Hilfestellungen wünschen, um das Wissen in die Praxis umzusetzen. Deshalb möchten wir dir mit diesem Praxisbuch die wertvollen Werkzeuge mitgeben, die dir helfen, deine Gesundheit aktiv zu gestalten und eigenverantwortlich in eine neue Balance zu bringen.

Wir freuen uns darauf, dich auf deinem Weg zu begleiten!

Herzlichst
Kyra & Sascha Kauffmann

Folge uns gerne auf unseren Social-Media-Kanälen:

@die_hormonexperten

MCAS, Mastozytose und HIT

Hier teilen wir regelmäßig aktuelle Informationen, Erfahrungsberichte und nützliche Tipps zu Mastzellaktivierungssyndrom (MCAS), Mastozytose und Histamin-Intoleranz. Bleibe auf dem Laufenden und sei Teil unserer Community!

DIE EXPERTEN HINTER DIESEM BUCH: UNSERE ERFAHRUNG FÜR DEINE GESUNDHEIT

Wir möchten uns kurz vorstellen und dir einen Einblick in unsere Arbeit geben: Wir sind ein Team, das sich seit vielen Jahren intensiv mit den Themen Histamin-Intoleranz (kurz HIT), Mastzellaktivierungssyndrom (MCAS) und anderen Mastzellenstörungen beschäftigt. Unsere Leidenschaft ist, Menschen zu helfen, die mit diesen komplexen Erkrankungen zu kämpfen haben. Wir haben jahrelang mit Betroffenen zusammengearbeitet und uns mit den neuesten Forschungsergebnissen beschäftigt. Unser Ziel ist, praxisorientierte Lösungen zu bieten, die dir helfen, deine Gesundheit aktiv zu verbessern.

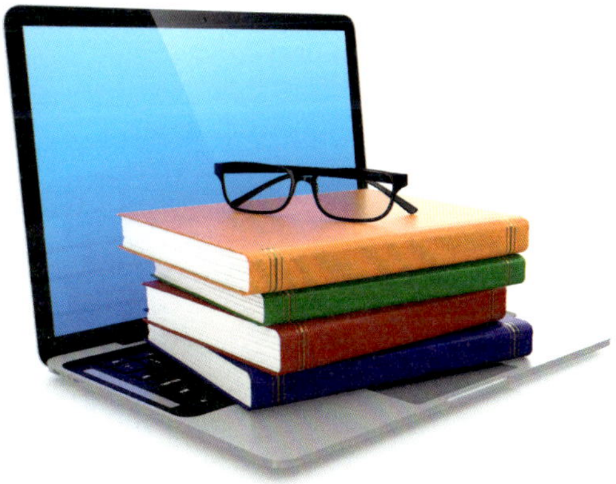

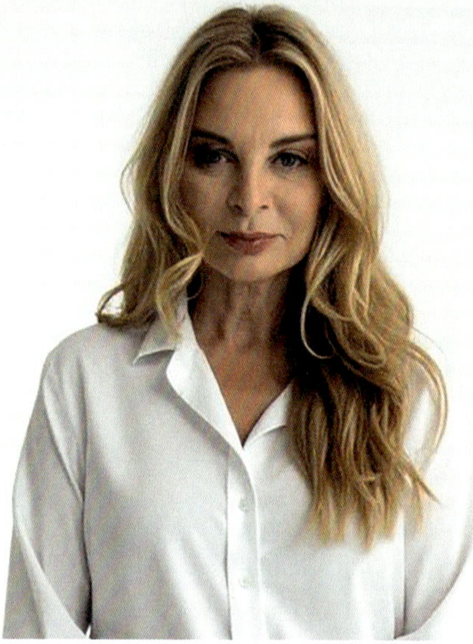

Ich bin Kyra Kauffmann, leidenschaftliche Heilpraktikerin mit über zwei Jahrzehnten Erfahrung in der funktionellen Medizin und Naturheilkunde. Als Dozentin gebe ich mein Wissen gerne weiter und habe bereits mehrere Fachbücher im Bereich der ganzheitlichen Medizin veröffentlicht.

Neben meiner beruflichen Tätigkeit bin ich Mutter zweier Söhne, die mich täglich inspirieren und herausfordern. Mein Wissensdurst treibt mich stets zu neuen Horizonten: Aktuell stehe ich kurz vor dem Abschluss meines Medizinstudiums.

Meine persönliche Reise mit dem Thema Histamin begann in den Wechseljahren – eine Erfahrung, die viele Frauen teilen. Plötzlich reagierte mein Körper anders auf alltägliche Genüsse. Ein Schlüsselerlebnis war, als ein Glas Rotwein unerwartet Herzrasen und massive Schlafstörungen auslöste. Diese Erfahrung weckte mein Interesse an den komplexen Zusammenhängen zwischen Hormonen, Histamin und Gesundheit, was letztendlich zu diesem Buch führte.

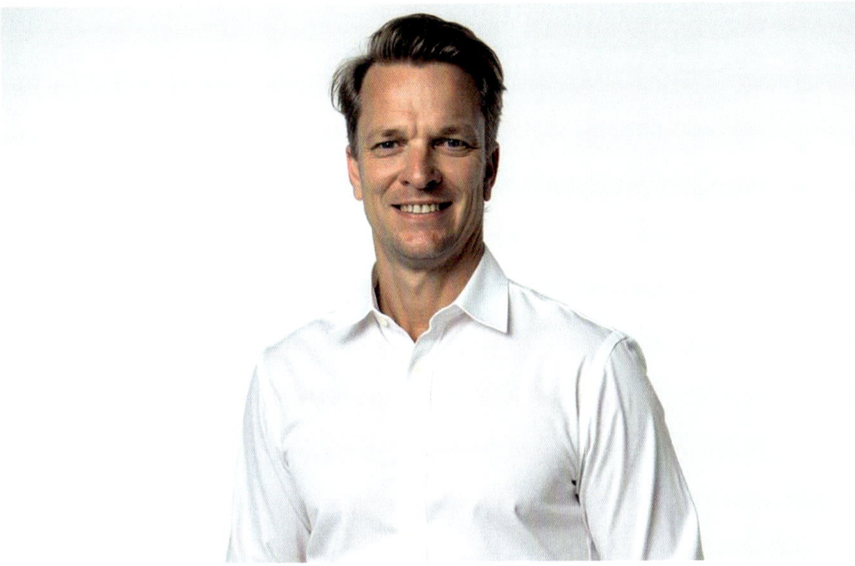

Ich bin Sascha Kauffmann. Seit 15 Jahren arbeite ich als niedergelassener Heilpraktiker und setze mein Wissen über ganzheitliche Gesundheitsansätze ein. Parallel dazu bin ich Friseurmeister – zwei Berufe, die auf den ersten Blick wenig gemeinsam haben, aber beide eines erfordern: ein tiefes Verständnis für Menschen und ihre individuellen Bedürfnisse.

Als Autor mehrerer Gesundheitsratgeber teile ich mein Wissen mit einem breiten Publikum. Privat bin ich Vater zweier Söhne, die mich jeden Tag aufs Neue daran erinnern, wie wichtig es ist, Gesundheit und Familie in Einklang zu bringen.

Meine intensive Beschäftigung mit dem Thema Histamin ist kein Zufall – sie hat eine sehr persönliche Geschichte. Seit Jahren kämpfe ich mit Allergien, doch eine schwere Wespengiftallergie hat mein Leben nachhaltig geprägt. Ein dramatischer Vorfall brachte mich sogar auf die Intensivstation und machte mir auf schmerzhafte Weise bewusst, welche lebensbedrohlichen Auswirkungen Histamin-Reaktionen haben können. Diese Erfahrung war ein Wendepunkt: Seitdem setze ich mich dafür ein, das Bewusstsein für Histamin-Problematiken zu schärfen und Betroffenen praktische Hilfe zu bieten.

SO HOLST DU DAS BESTE AUS DIESEM RATGEBER FÜR DICH HERAUS

Du hältst hier kein gewöhnliches Buch in den Händen. Es ist weder ein klassischer Gesundheitsratgeber noch ein reines Ernährungsbuch. Vielmehr ist es dein persönlicher interaktiver Begleiter auf dem Weg zu einem ausbalancierten Leben mit Histamin.

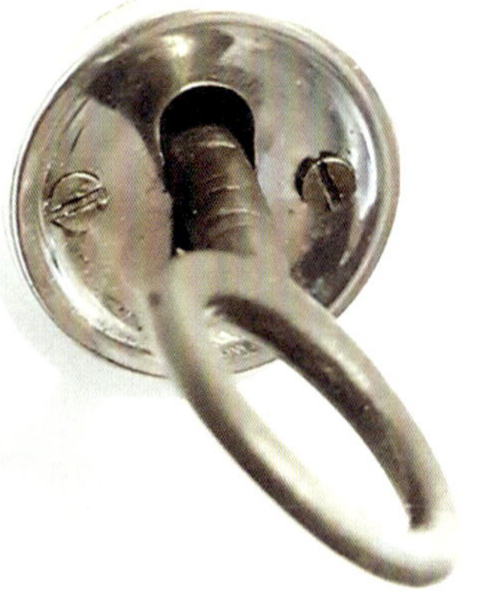

Was macht dieses Buch besonders?

- Es baut auf dem Fundament unseres Buches »Der Histamin-Irrtum« auf.
- Es leitet dich Schritt für Schritt durch die praktische Umsetzung im Alltag.
- Es zeigt dir, wie du mit einfachen Änderungen deinen Histamin-Spiegel senken kannst.

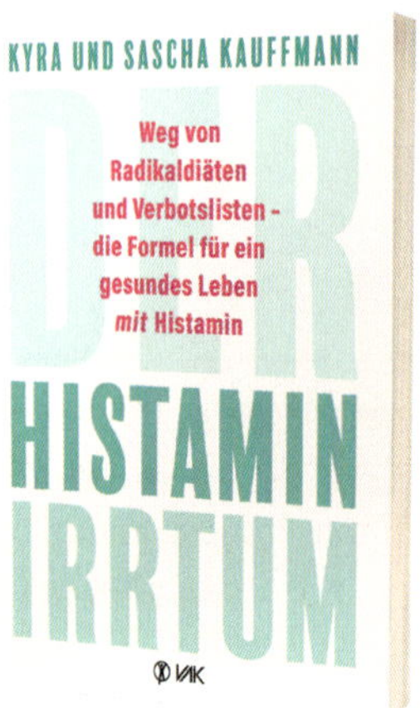

ISBN: 978-3-86731-238-7
Seiten: 224

Dieses Arbeitsbuch lädt dich ein, selbst aktiv zu werden. Du wirst

- reflektieren,
- umsetzen,
- die Ursachen deiner Histamin-Probleme ergründen.

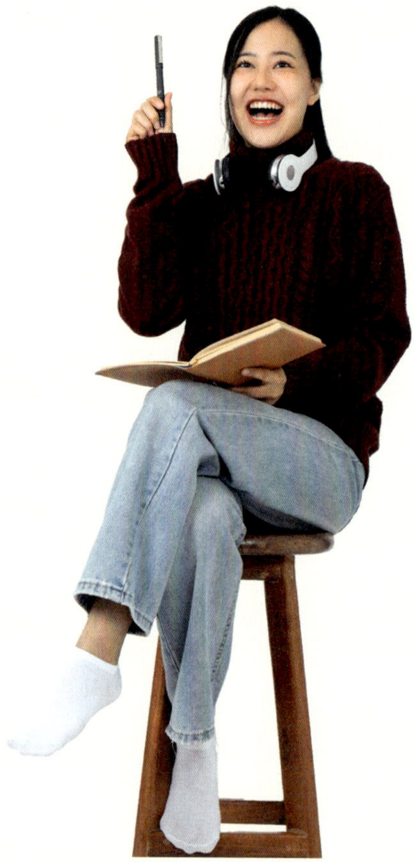

Foto: BongkarnGraphic/shutterstock.com

Das sind die Tools für deinen Erfolg:

1. Symptome besser verstehen. Nutze unsere einfache Checkliste, um deine Histamin-Problematik gezielt einzuschätzen.
2. Deinen persönlichen Histamin-Typ entdecken. Finde mit einem kurzen Test heraus, welcher Histamin-Typ du bist.
3. Individuelle Tipps erhalten. Erhalte Empfehlungen, die genau auf deinen Histamin-Typ abgestimmt sind.
4. Schlaf- und Stressfaktoren beobachten. Verstehe die Zusammenhänge zwischen deinem Lebensstil und deinen Symptomen.
5. Deine Ernährung analysieren. Finde heraus, welche Lebensmittel dir guttun – und welche nicht.
6. Ein Symptom-Tagebuch führen. Identifiziere deine persönlichen Auslöser und lerne, wie du sie vermeiden kannst.
7. Hilfreiche Strategien lernen. Entdecke schnelle Hilfen für akute Situationen sowie langfristige Lösungen für ein besseres Wohlbefinden.

Nicht jeder reagiert gleich auf Histamin – und genau darum ist dein Histamin-Typ entscheidend.

Wer seinen Typ kennt, kann gezielt handeln, statt pauschal zu verzichten. Raus aus der Verwirrung, rein in die Klarheit!

Dieses Buch begleitet dich über mehrere Wochen und hilft dir,

- Muster in deinem Alltag zu erkennen,
- die Ursachen deiner Beschwerden zu verstehen
- und fundierte Entscheidungen für deine Gesundheit zu treffen.

Der praxisorientierte Ansatz ermöglicht dir, Eigenverantwortung zu übernehmen und aktiv an deiner Genesung mitzuwirken. Bist du bereit, deine Reise zu einem gesünderen Leben zu beginnen? Dann lass uns starten!

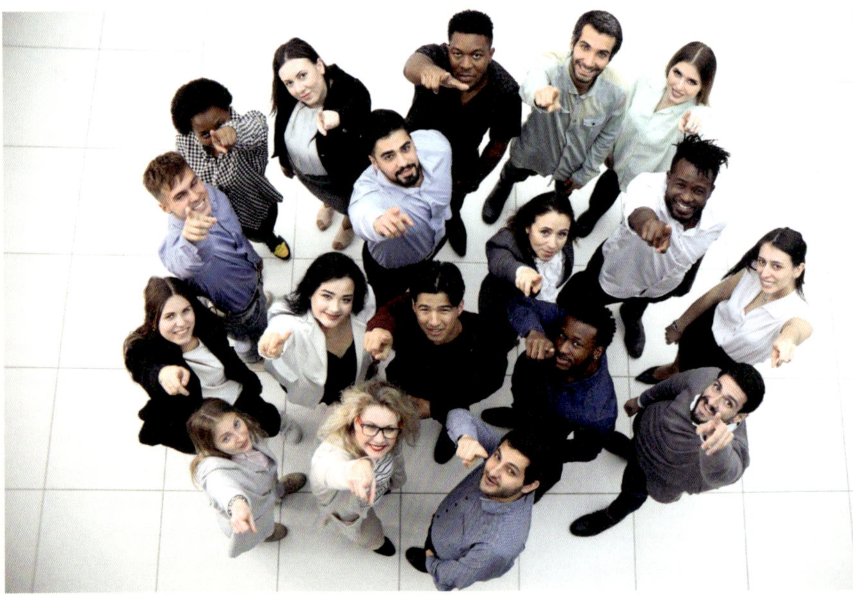

Foto: Pro.Sto/shutterstock.com

In einer Gruppe geht es oft einfacher!

Wir laden dich herzlich ein, Teil unserer unterstützenden Community zu werden. In unserer Facebook-Gruppe findest du:

- Austausch mit anderen Betroffenen,
- gegenseitige Unterstützung und Ermutigung,
- direkten Kontakt zu uns Autoren für zusätzliche Hilfestellung.

Tritt unserer Facebook-Gruppe bei!

Es ist ganz einfach:

- Scanne den QR-Code unten mit deinem Smartphone.
- Du wirst direkt zur Facebook-Gruppe weitergeleitet.
- Stelle deine Beitrittsanfrage.

In der Gruppe erwarten dich nicht nur wertvolle Tipps und Erfahrungsberichte, sondern auch ein Gefühl der Zugehörigkeit. Gemeinsam können wir Herausforderungen besser meistern und Erfolge feiern.

Wir freuen uns darauf, dich in unserer Gemeinschaft willkommen zu heißen und dich auf deinem Weg zu begleiten!

»ICH LEBE MIT MCAS«: ALEXANDRAS BEWEGENDE GESCHICHTE

Viele Menschen mit (vermeintlich) seltenen Erkrankungen stehen vor großen Herausforderungen. Oft fehlt es an fachkundiger Unterstützung. Nicht weil Ärzte unwillig sind, sondern weil sie wenig Erfahrung mit diesen speziellen Krankheitsbildern haben. So ist es leider auch bei allen Histamin-Erkrankungen.

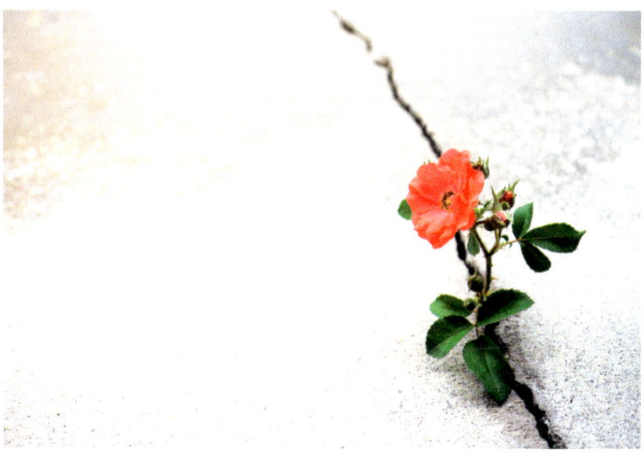

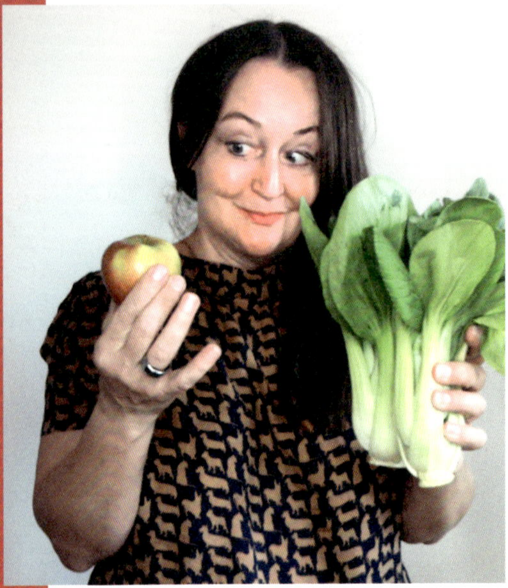
Foto: privat

Alexandra lebt und arbeitet seit 25 Jahren als freiberufliche Journalistin mit Schwerpunkt Gesundheit und Nachhaltigkeit in Wien. Als Hashimoto- und MCAS-Betroffene betreibt sie das Online-Magazin »Autoimmun Lifestyle«, das sich mit Lebensstil-Änderungen bei Autoimmunerkrankungen und MCAS beschäftigt. Mit ihren Mastzellen hat sie weitgehend Frieden geschlossen. Und wenn es heißt: »Feiern Sie doch mal wieder eine Party«, wie Alexandra schmunzelnd sagt, prokrastiniert sie, wirft sich auf die Nadelmatte, krault ihren Kater oder legt Dean Martin auf – Reihenfolge beliebig.

Alexandras Geschichte mit dem Mastzellaktivierungssyndrom (MCAS) ist beispielhaft für viele Betroffene. MCAS ist eine chronische Erkrankung der Mastzellen, die schwere Histamin-Symptome verursacht und den Alltag stark einschränkt.

Die Realität sieht oft so aus:

- Ärzte kennen Histamin-Störungen oft nur theoretisch.
- Allergien werden als Hauptursache vermutet.
- Eine gründliche Diagnostik ist selten.
- Betroffene erhalten meist nur allgemeine Ernährungsratschläge.

Doch Alexandras Weg zeigt auch, dass es Hoffnung gibt:

- Sie gab sich nicht mit Standardtherapien zufrieden.
- Sie wurde selbst aktiv und suchte nach den Ursachen.
- Als Journalistin nutzte sie ihre Recherchefähigkeiten.
- Ihre Beharrlichkeit führte sie zurück zu einem gesunden Leben.

Mitten im Alltag: Leben mit MCAS

Wie ich lernte, meinem Körper wieder zu vertrauen

Wir sprachen mit Alexandra über ihre inspirierende Reise. Ihre Geschichte kann anderen Betroffenen Mut machen und zeigen: Es gibt Wege zur Besserung, auch wenn der Weg manchmal steinig erscheint.

Welche Beschwerden hast du als Erstes bemerkt, als sich das Mastzellaktivierungssyndrom bei dir entwickelte? Kannst du uns von den frühen Anzeichen erzählen, die dich aufmerksam werden ließen?

Das erste Symptom, an das ich mich erinnere, waren Durchfallattacken, die kamen und gingen in meinen 20ern. Ich konnte heute etwas essen und vertrug es. Und am nächsten Tag führte das gleiche (frisch gekochte Essen) zu Durchfall. Manchmal passierte das unangenehm häufig, manchmal hatte ich monatelang Ruhe. Rückblickend hatte ich auch mein Leben lang Schlafprobleme, eine massive innere Unruhe, konnte mich nicht entspannen und litt immer wieder unter juckenden Ekzemen. Vieles davon habe ich aber nie als Symptome einer Krankheit gesehen. So war ich einfach. Später in meinen 40ern, in der Perimenopause, kamen dann noch Muskelschmerzen dazu.

Kannst du uns von deinem Weg erzählen – von den ersten Symptomen bis zur endgültigen Diagnose? Wie hat sich dieser Prozess für dich gestaltet?

Lang. Allem voran lang. In absoluter Zeitangabe: 30 Jahre. Ich habe den Klassiker hinter mir. Will heißen, einen Ärztemarathon, bei dem nichts herauskam. Am Ende kam es, wie es leider so häufig kommt: Ich landete in der Psychoecke, wiewohl ich ganz genau wusste, dass es eine körperliche Ursache für all die verrückten Beschwerden geben musste. Trotzdem habe ich mir eines Tages die Frage gestellt: »Bilde ich mir das alles vielleicht wirklich nur ein?« Tatsächlich erfolgte die Diagnose dann fast zufällig.

Als sich in den Wechseljahren all meine Symptome verstärkten und unerträgliche Muskelschmerzen dazukamen, wusste ich »It is time«. Es muss jetzt etwas passieren, sonst werde ich wirklich verrückt. Da las ich in der Facebook-Gruppe der Wiener Wunderweiber einen Post der Internistin Dr. Corinna Geiger, die Journalist*innen suchte, die über ein Krankheitsbild aufklären wollten, das ihr immer öfter begegnete: das Mastzellaktivierungssyndrom (MCAS). Volltreffer, dachte ich bei der Beschreibung; das ist es, was ich habe. Ein paar Wochen später hatte ich die Diagnose schwarz auf weiß. Wobei nicht die sechs abgenommenen Röhrchen Blut dazu führten (nein, da war auch zu diesem Zeitpunkt noch immer alles o. k.), sondern eine Darmbiopsie.

Welche Behandlungen hast du erhalten?

Der Diagnose folgte der schulmedizinische Plan A. Was so viel heißt wie der medikamentöse Mastzellstabilisator Ketotifen und das Antihistaminikum Deslorotadin. Ersteres katapultierte mich 24 Stunden in einen nie dagewesenen komatösen Zustand samt physischem und psychischem Zusammenbruch (wir sprechen da von einer Tablette, die das verursachte). Zweiteres kann ich heute noch schlucken wie Zuckerl; es passiert gefühlt gar nichts. Plan B lautete Cromoglycinsäure, sprich Allergoval (später Pentatop), ein Mastzellenblocker-Medikament. Das lag zugegeben nahe aufgrund meiner Darmprobleme. Aber auch dieser Versuch führte ins Leere. Wobei ich gar nicht absprechen will, dass diese Medikamente manchen Menschen helfen. Bei mir war es leider nicht so. In diesem Moment wurde mir bewusst: Ich kann mir nur selbst helfen.

Wie hast du selbst den Weg zu einem gesunden Leben zurückgefunden?

Persönlich glaube ich, dass man lebenslang auf diesem Weg ist. Konkret habe ich begonnen, mir Wissen anzueignen. Ich habe alles an Büchern verschlungen, das ich finden konnte, und über den Tellerrand geblickt – in die USA und Kanada. Dort beschäftigen sich funktionelle Mediziner bereits länger mit MCAS, etwa Dr. John Gannage. Die Zusammenhänge, auch die großen – etwa die um genetische Polymorphismen (SNPs), zu kennen, ist extrem hilfreich – und: in der Folge deine ganz eigenen Trigger zu finden.

Mein Lebensstil ist heute ein anderer: Ich ernähre mich beispielsweise biologisch, achte sehr auf die Nährstoffdichte, bin viel in der Natur, trage nur Kleidung aus natürlichen Materialien, habe meine Beauty-Routine einmal komplett auf den Kopf gestellt (welche Giftstoffe in Kosmetik stecken, ist kaum zu glauben), lege das Handy öfter (vor allem abends) weg und habe massiv an meiner Schlafhygiene gearbeitet. Parallel dazu habe ich mich mit Phytotherapie,

Alexandras Geheimtipp: Benifuuki-Tee für mehr Wohlbefinden

Alexandra hat einen besonderen Lieblingstee entdeckt, den sie auch gerne empfiehlt: Benifuuki-Tee. Dieser japanische Grüntee ist nicht nur lecker, sondern hat auch einige beeindruckende gesundheitliche Vorteile. Der Tee enthält außergewöhnlich hohe Mengen an Catechinen, insbesondere die methylierten Catechine EGCG3″Me, die laut Forschung spezifisch die Aktivierung von Mastzellen hemmen. Diese Stabilisierung hilft, die Freisetzung von Entzündungsmediatoren wie Histamin zu reduzieren, und ist besonders wirksam beim Mastzellaktivierungssyndrom (MCAS) und auch bei Allergien. Benifuuki-Tee wird oft kurweise eingenommen, z. B. 14 Tage lang zweimal täglich, um seine Wirkungen optimal zu nutzen. Die Pulverform ermöglicht eine vollständige Aufnahme aller Nährstoffe.

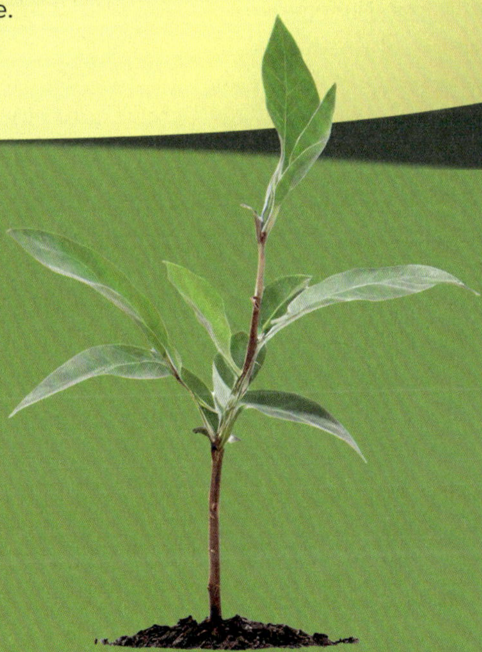

will heißen Mastzellstabilisatoren aus dem Pflanzenreich, beschäftigt. Denn derer gibt es gar nicht so wenige.

Richtig gut geholfen hat mir z. B. eine Benifuuki-Tee-Kur. Klingt lustig, tatsächlich gibt es aber eine wirklich gute Studienlage zu diesem Grüntee. Persönlich war es für mich auch wesentlich, mit einer bioidentischen Hormonersatztherapie zu beginnen. Ein guter Progesteronspiegel hat das Projekt »Mastzellen zähmen« ebenfalls ordentlich vorangetrieben. Würdest du mich aber nach meinem größten Gamechanger fragen, würde ich sagen: Ent-Stressung. Stress war und ist mein größter Trigger. Dummerweise ist es aber sehr viel leichter, eine Nahrungsergänzung einzuwerfen, als an der Stressachse zu arbeiten (wobei ich deren Stellenwert nicht infrage stelle). Darum drücken sich auch so viele davor. Heute hat Stressreduktion bei mir oberste Priorität. Meditation, Yoga Nidra, Körperbetrachtungen, sich mit der Natur verbinden, Digital Detox – es gibt so viele Namen dafür.

Vielen herzlichen Dank für das inspirierende Gespräch! Wir wünschen dir weiterhin alles Gute und viel Erfolg auf deinem Weg. Deine Geschichte wird sicherlich vielen Menschen Mut machen und Hoffnung geben.

Wenn du mehr über Alexandra Binder erfahren oder mit ihr in Kontakt treten möchtest, besuche ihr Online-Magazin Autoimmun Lifestyle unter *www.autoimmun-lifestyle.com.*

Dort findest du wertvolle Informationen zu antientzündlicher Ernährung, Achtsamkeit und den größeren Zusammenhängen, die zu chronischen Krankheiten führen.

Folge Alexandra auch auf Instagram: www.instagram.com/autoimmun-lifestyle

Autoimmun-Lifestyle

Die Benifuuki-Kur

4–12-Wochen-Plan

ZUBEREITUNG	**PULVER**	**TEE**
Menge	Gewichtsabhängig. Auf 60–70 kg Körpergewicht 1 gestrichener Teelöffel Pulver	6–8 g (ca. 3 gehäufte Teelöffel)
Wasser pro Portion	etwa 100 ml	1 Liter
Ziehtemperatur	80 °C, gleich trinken	80 bis 100 °C, 5 Minuten
WANN / WIE OFT / TAG	Morgens, 30 Min. nach einer Mahlzeit 1-mal täglich (bei Akutsymptomen notfalls 1-mal zusätzlich)	Über den Tag verteilt 500 ml trinken. Tee am besten im Kühlschrank aufbewahren

HISTAMIN ENTSCHLÜSSELT: 10 ÜBER-RASCHENDE FAKTEN

Histamin – ein faszinierender Botenstoff, der oft unterschätzt und missverstanden wird. Doch er spielt eine zentrale Rolle in unserem Körper. Er ist nicht nur ein wichtiger Akteur bei Entzündungen, sondern beeinflusst auch unseren Schlaf-Wach-Rhythmus und die Magensäureproduktion. Hier sind 10 überraschende Fakten über Histamin, die du vielleicht noch nicht kennst.

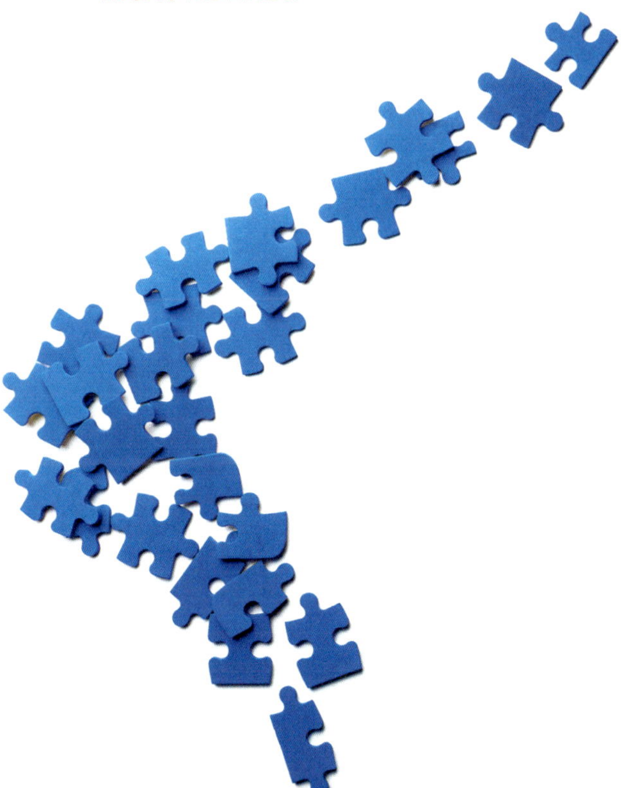

Was du über Histamin wissen solltest

10 Fakten über ein Molekül, das dein Leben stärker beeinflusst, als du denkst

1. Histamin ist allgegenwärtig

Wusstest du, dass du Histamin fast überall begegnest? Dieses faszinierende Molekül ist ein natürlicher Bestandteil unserer Umwelt und begleitet uns auf Schritt und Tritt:

In der Natur: Es steckt in Blättern, Bäumen und Blumen – überall, wo Leben sprießt.

In unserer Nahrung: Fast alles, was wir essen, enthält Histamin. Von Obst über Gemüse bis hin zu tierischen Produkten – Histamin ist allgegenwärtig.

Die einzige Ausnahme: reines Wasser. Es ist das einzige Medium, in dem kein einziges Histamin-Molekül zu finden ist.

Histamin ist wie ein stiller Mitspieler in unserem Alltag – unsichtbar, aber unverzichtbar. Es begegnet uns in der Natur, auf unserem Teller und sogar in unserem Körper – ein echtes Multitalent!

2. Histamin – das unbesiegbare Molekül

Stell dir vor, du hättest einen Superhelden in deiner Küche – unzerstörbar und widerstandsfähig gegen alle Angriffe. Das ist Histamin! Dieses erstaunliche Molekül trotzt allem, was wir ihm entgegenwerfen:

- Eisige Kälte der Tiefkühltruhe? Histamin lacht darüber.
- Kochende Hitze des Ofens? Histamin bleibt unbeeindruckt.

- Ausgeklügelte Konservierungsmethoden? Histamin zuckt nur mit den Schultern.

vahren: Histamin bleibt
ı unter den Molekülen!

es Lebens

eitet die Bühne für das
stamin könnte sich die
istamin ist der unsicht-
eswegen besitzen die
hernde Mastzellen.

iitteln –

In wie ein Chamäleon

e enthält nur wenig

:knet wird, steigt der

soße? Hier explodiert
es dessen, was in der

to weniger Histamin.

5. Dein Körper ist eine Histamin-Fabrik

Doch das wirklich Erstaunliche ist: Dein Körper, insbesondere dein Gehirn, ist eine wahre Meisterfabrik für Histamin! Er produziert den Großteil des benötigten Histamins selbst – und das aus gutem Grund. Ohne diese Fähigkeit könnten wichtige Funktionen nicht aufrechterhalten werden:

Immunregulation: Histamin ist ein Schlüsselspieler im Kampf gegen Krankheitserreger wie Bakterien und Viren.

Schlaf-Wach-Rhythmus: Es hilft deinem Körper, zwischen Tag und Nacht zu unterscheiden, und sorgt für erholsamen Schlaf.

Durchblutung: Histamin unterstützt die optimale Versorgung deiner Organe mit Sauerstoff und Nährstoffen.

Das Beste daran? Selbst wenn du den ganzen Tag nur Wasser trinkst, sorgt dein Körper dafür, dass immer genügend Histamin vorhanden ist, um lebenswichtige Prozesse aufrechtzuerhalten. Es ist wie ein eingebautes Sicherheitssystem, das in der Regel zuverlässig funktioniert.

Histamin ist also nicht nur ein Molekül, es ist ein unverzichtbarer Begleiter in deinem Leben – sowohl in deiner Ernährung als auch durch die körpereigene Produktion. Ein wahres Multitalent!

6. Die geheimen Histamin-Fabriken in deinem Darm

Stell dir vor, in deinem Darm befände sich eine winzige Chemiefabrik, die ständig ein Molekül produziert, das deine Gesundheit beeinflussen kann. Genau das geschieht bei einigen Menschen durch bestimmte Darmbakterien, die wahre Meister der Histamin-Produktion sind.

Morganella morganii: der Superstar unter den Histamin-Produzenten. Diese Bakterien sind wie fleißige Arbeiter, die rund um die Uhr Histamin herstellen.

- Ausgeklügelte Konservierungsmethoden? Histamin zuckt nur mit den Schultern.

Egal, wie wir unsere Lebensmittel zubereiten oder aufbewahren: Histamin bleibt hartnäckig bestehen. Es ist der unbesiegbare Champion unter den Molekülen!

3. Histamin – der heimliche Held des Lebens

Ohne Histamin wären wir buchstäblich nicht hier. Es bereitet die Bühne für das größte Wunder: die Entstehung neuen Lebens. Ohne Histamin könnte sich die befruchtete Eizelle nicht in der Gebärmutter einnisten. Histamin ist der unsichtbare Helfer, der den Weg für jedes neue Leben ebnet. Deswegen besitzen die Eierstöcke und die Gebärmutter sehr viele histaminspeichernde Mastzellen.

4. Der Histamin-Gehalt in Lebensmitteln – ein Spiel der Zeit

Wusstest du, dass der Histamin-Gehalt von Lebensmitteln wie ein Chamäleon ist? Er verändert sich je nach Reife und Verarbeitung.

Frische Lebensmittel: Eine frisch gepflückte Tomate enthält nur wenig Histamin – sie ist sozusagen »histaminfreundlich«.

Getrocknete Lebensmittel: Sobald die Tomate getrocknet wird, steigt der Histamin-Gehalt deutlich an.

Verarbeitete Lebensmittel: Tomatenmark oder Tomatensoße? Hier explodiert der Histamin-Gehalt regelrecht und erreicht ein Vielfaches dessen, was in der frischen Tomate vorhanden war.

Die Faustregel lautet: Je frischer das Lebensmittel, desto weniger Histamin.

5. Dein Körper ist eine Histamin-Fabrik

Doch das wirklich Erstaunliche ist: Dein Körper, insbesondere dein Gehirn, ist eine wahre Meisterfabrik für Histamin! Er produziert den Großteil des benötigten Histamins selbst – und das aus gutem Grund. Ohne diese Fähigkeit könnten wichtige Funktionen nicht aufrechterhalten werden:

Immunregulation: Histamin ist ein Schlüsselspieler im Kampf gegen Krankheitserreger wie Bakterien und Viren.

Schlaf-Wach-Rhythmus: Es hilft deinem Körper, zwischen Tag und Nacht zu unterscheiden, und sorgt für erholsamen Schlaf.

Durchblutung: Histamin unterstützt die optimale Versorgung deiner Organe mit Sauerstoff und Nährstoffen.

Das Beste daran? Selbst wenn du den ganzen Tag nur Wasser trinkst, sorgt dein Körper dafür, dass immer genügend Histamin vorhanden ist, um lebenswichtige Prozesse aufrechtzuerhalten. Es ist wie ein eingebautes Sicherheitssystem, das in der Regel zuverlässig funktioniert.

Histamin ist also nicht nur ein Molekül, es ist ein unverzichtbarer Begleiter in deinem Leben – sowohl in deiner Ernährung als auch durch die körpereigene Produktion. Ein wahres Multitalent!

6. Die geheimen Histamin-Fabriken in deinem Darm

Stell dir vor, in deinem Darm befände sich eine winzige Chemiefabrik, die ständig ein Molekül produziert, das deine Gesundheit beeinflussen kann. Genau das geschieht bei einigen Menschen durch bestimmte Darmbakterien, die wahre Meister der Histamin-Produktion sind.

Morganella morganii: der Superstar unter den Histamin-Produzenten. Diese Bakterien sind wie fleißige Arbeiter, die rund um die Uhr Histamin herstellen.

Histamin – ein faszinierender Botenstoff, der oft unterschätzt und missverstanden wird. Doch er spielt eine zentrale Rolle in unserem Körper. Er ist nicht nur ein wichtiger Akteur bei Entzündungen, sondern beeinflusst auch unseren Schlaf-Wach-Rhythmus und die Magensäureproduktion. Hier sind 10 überraschende Fakten über Histamin, die du vielleicht noch nicht kennst.

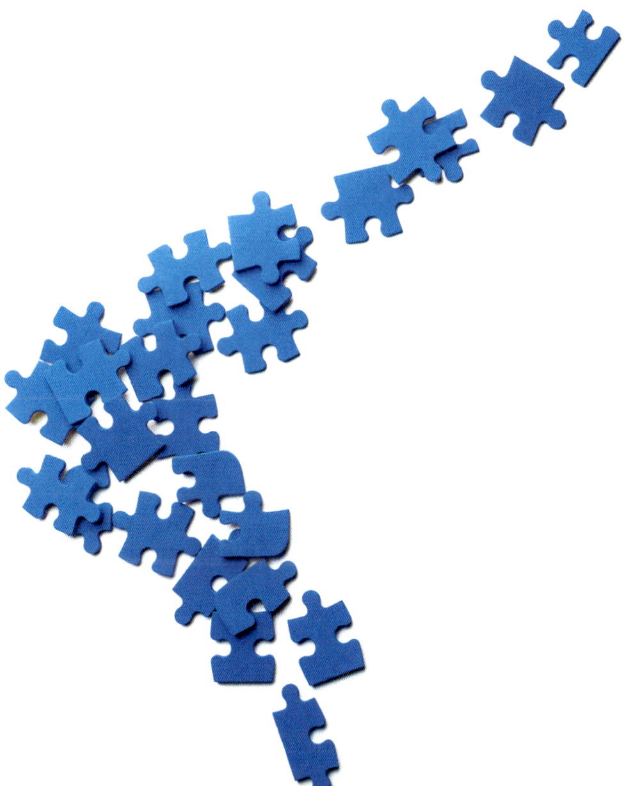

Was du über Histamin wissen solltest

10 Fakten über ein Molekül, das dein Leben stärker beeinflusst, als du denkst

➪ 1. Histamin ist allgegenwärtig

Wusstest du, dass du Histamin fast überall begegnest? Dieses faszinierende Molekül ist ein natürlicher Bestandteil unserer Umwelt und begleitet uns auf Schritt und Tritt:

In der Natur: Es steckt in Blättern, Bäumen und Blumen – überall, wo Leben sprießt.

In unserer Nahrung: Fast alles, was wir essen, enthält Histamin. Von Obst über Gemüse bis hin zu tierischen Produkten – Histamin ist allgegenwärtig.

Die einzige Ausnahme: reines Wasser. Es ist das einzige Medium, in dem kein einziges Histamin-Molekül zu finden ist.

Histamin ist wie ein stiller Mitspieler in unserem Alltag – unsichtbar, aber unverzichtbar. Es begegnet uns in der Natur, auf unserem Teller und sogar in unserem Körper – ein echtes Multitalent!

➪ 2. Histamin – das unbesiegbare Molekül

Stell dir vor, du hättest einen Superhelden in deiner Küche – unzerstörbar und widerstandsfähig gegen alle Angriffe. Das ist Histamin! Dieses erstaunliche Molekül trotzt allem, was wir ihm entgegenwerfen:

- Eisige Kälte der Tiefkühltruhe? Histamin lacht darüber.
- Kochende Hitze des Ofens? Histamin bleibt unbeeindruckt.

Hafnia alvei: der heimliche Helfer, der still und leise große Mengen Histamin produziert.

Klebsiella pneumoniae: ein weiterer Hauptdarsteller in der Histamin-Produktion, bekannt für seine Effizienz.

Enterobacter: Diese Bakterien sind wie Multitalente: Sie können nicht nur Histamin produzieren, sondern auch andere Prozesse im Darm beeinflussen.

E. coli: Der bekannte Darmbewohner hat ein Geheimtalent: Auch er kann Histamin herstellen.

Diese mikroskopisch kleinen Lebewesen haben eine erstaunliche Fähigkeit: Sie verwandeln die Aminosäure L-Histidin in Histamin. Es ist, als hätten sie einen winzigen Zauberstab, mit dem sie diese Umwandlung vornehmen.

7. Histamin als Abwehrgift – die unsichtbare Verteidigung

Wusstest du, dass Histamin nicht nur in unserem Körper eine wichtige Rolle spielt, sondern auch in der Natur als mächtiges Abwehrmittel eingesetzt wird? Einige Pflanzen und Tiere haben Histamin zu ihrer Geheimwaffe gemacht, um sich gegen Feinde zu schützen.

Die Brennnessel: Ihre Brennhaare enthalten Histamin, das bei Berührung freigesetzt wird und die Haut reizt – ein effektiver Schutz vor Fressfeinden.

Die Kegelkopfschrecke: Dieses faszinierende Insekt gibt bei Gefahr ein Sekret ab, das Histamin enthält und Angreifer abschreckt.

Einige Frösche: Auch sie nutzen Histamin in ihrem Hautsekret, um sich vor Feinden zu verteidigen.

Doch nicht alle Abwehrstoffe enthalten direkt Histamin. Bienengift beispielsweise setzt ein spezielles Peptid frei, das Histamin aus den Mastzellen des Körpers aktiviert und so eine Entzündungsreaktion auslöst.

8. Histamin – der heimliche Appetitbändiger

Histamin wirkt wie ein Schalter, der deinen Appetit aus- und anschalten kann. Wenn der Histamin-Spiegel in die Höhe schießt, versetzt das deinen gesamten Organismus in Alarmbereitschaft. Es ist, als würde in deinem Körper die rote Warnlampe angehen:

- Alle Systeme fahren hoch.
- Die Sinne schärfen sich.
- Der Körper bereitet sich auf »Kampf oder Flucht« vor.

In diesem Zustand höchster Aufmerksamkeit geschieht etwas Faszinierendes: Dein Hunger verschwindet wie von Zauberhand. Der Magen verstummt, Gedanken ans Essen verblassen. Selbst dein Lieblingsessen verliert seinen Reiz. Es ist, als hätte Histamin einen unsichtbaren Vorhang vor deinen Appetit gezogen. In diesem Moment hat dein Körper wichtigere Dinge zu tun, als ans Essen zu denken.

Diese Reaktion ist ein brillantes Beispiel für die Weisheit unseres Körpers. In Gefahrensituationen – für die ein hoher Histamin-Spiegel oft ein Anzeichen ist – brauchen wir alle Energie für unsere Verteidigung oder Flucht, nicht für die Verdauung.

Histamin fungiert also nicht nur als Botenstoff oder Abwehrmittel, sondern auch als kluger Energiemanager unseres Körpers. Es ist der stille Dirigent, der entscheidet, wann es Zeit zum Essen ist und wann andere Prioritäten gesetzt werden müssen.

➪ 9. Histamin – der unsichtbare Wecker in deinem Körper

Stell dir vor, du hättest einen persönlichen Wecker. Dieser Wecker ist nicht aus Metall oder Plastik, sondern ein winziges Molekül namens Histamin. Histamin ist der heimliche Helfer, der deinen Körper morgens weckt und dich bereit macht für den Tag. Es ist, als würde es sanft an deine Schulter tippen und sagen: »Aufstehen, der Tag beginnt!« So sollte es sein – in den frühen Morgenstunden, aber bitte nicht um 3 Uhr nachts! Hohe Histamin-Spiegel in der Nacht führen zu Schlafstörungen.

Doch Histamin ist mehr als nur ein Wecker. Es sorgt dafür, dass du den ganzen Tag über konzentriert und fokussiert bleiben kannst. Es ist wie ein ständiger Begleiter, der deine Sinne schärft.

➪ 10. Histamin – der Beschützer deines Lebens

Histamin ist wie ein unermüdlicher Wächter unseres Körpers. Es steht an vorderster Front unseres Immunsystems – immer bereit, uns zu verteidigen. Ohne Histamin wären wir schutzlos gegen eine Armee von Eindringlingen:

- Bakterien, die uns krank machen wollen? Histamin sagt: »Nicht mit mir!«
- Viren, die in unsere Zellen eindringen wollen? Histamin stellt sich ihnen in den Weg.
- Parasiten, die sich bei uns einnisten wollen? Histamin zeigt ihnen die rote Karte.
- Giftstoffe, die uns schaden wollen? Histamin neutralisiert sie.

Du siehst, Histamin ist nicht nur ein Molekül – es ist unser unsichtbarer Lebensretter, der Tag und Nacht für uns im Einsatz ist. Von der Entstehung des Lebens bis zu unserem täglichen Schutz spielt Histamin eine Hauptrolle in der faszinierenden Geschichte unserer Existenz.

HISTAMIN, MCAS UND CO.: GRUNDLAGEN FÜR EINSTEIGER UND FORT-GESCHRITTENE

Bevor wir in die Praxis einsteigen, lass uns die wichtigsten Begriffe rund um Histamin kurz auffrischen. Diese Übersicht wird dir helfen, die folgenden Kapitel besser zu verstehen und einzuordnen.

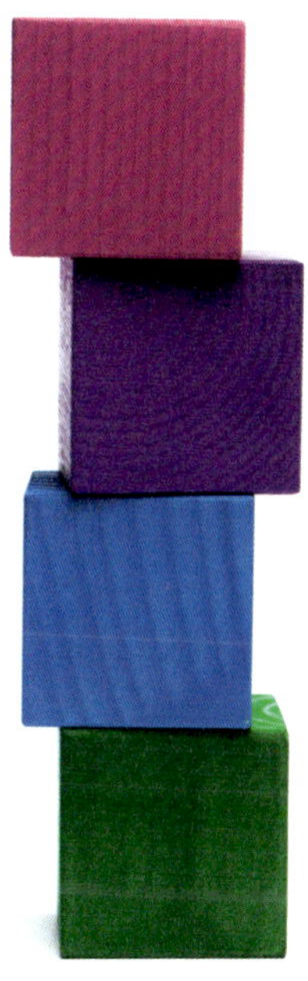

Zentrale Begriffe – kurz erklärt, klar verstanden

Histamin

Histamin ist ein erstaunlicher Stoff, der überall in der Natur vorkommt – von jedem Grashalm bis zu unserem eigenen Körper. Hier sind die wichtigsten Fakten – einfach erklärt.

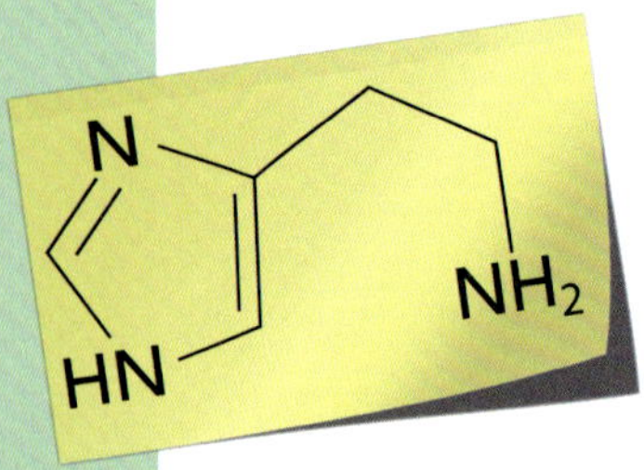

Wie entsteht Histamin?

Es wird aus der Aminosäure L-Histidin hergestellt. Vitamin B6 ist dabei ein wichtiger Helfer.

Histamin in unserem Körper

Wir sind eine echte Histamin-Fabrik! Selbst wenn wir eine Woche nur Wasser trinken würden, bliebe unser Histamin-Spiegel stabil (wenn wir gesund sind). Unser Körper ist ein Meister darin, Histamin im Gleichgewicht zu halten.

Was macht Histamin so besonders?

Es ist ein echtes Multitalent! Als einziger natürlicher Botenstoff in unserem Körper hat es zwei wichtige Rollen:

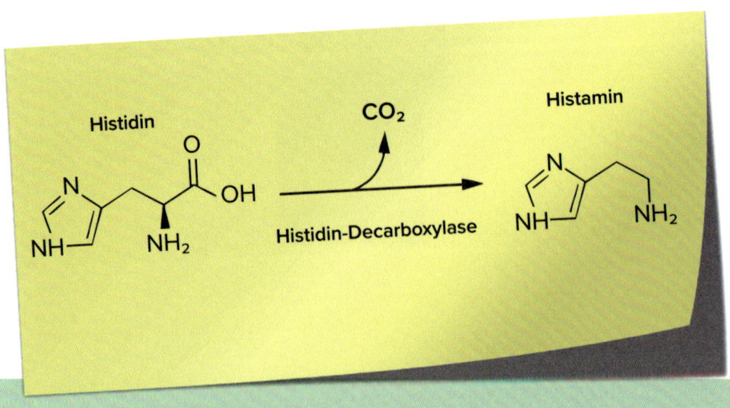

1. **Als Gewebshormon:**
    - hilft bei Abwehrreaktionen und Allergien
    - regelt die Magensäureproduktion
    - erweitert Blutgefäße
    - beeinflusst Muskeln in Bronchien, Gebärmutter und Darm
    - steuert Entzündungsprozesse
2. **Als Neurotransmitter im Gehirn:**
    - regelt den Schlaf-Wach-Rhythmus
    - beeinflusst den Appetit
    - steuert die Körpertemperatur
    - kontrolliert den Blutdruck
    - beeinflusst die Schmerzempfindung
    - kann Erbrechen auslösen

Histamin als Teamplayer

Histamin arbeitet eng mit anderen wichtigen Botenstoffen zusammen, wie:

- Cortisol, unserem wichtigsten Stresshormon
- Schilddrüsenhormonen
- Geschlechtshormonen (besonders Östradiol)
- Dopamin
- Serotonin

Diese Vielseitigkeit macht Histamin zu einem unverzichtbaren Helfer in unserem Körper.

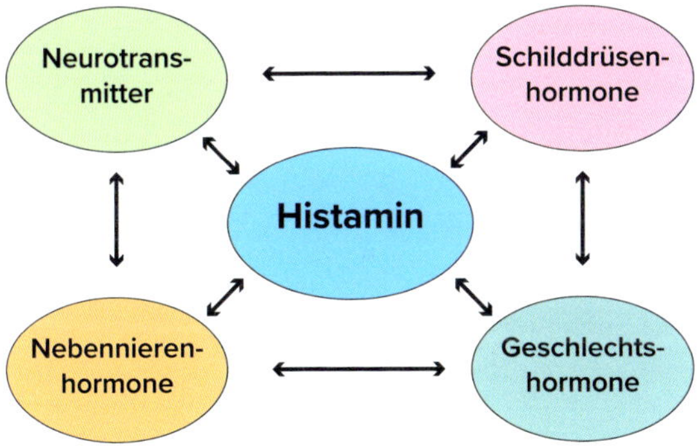

Histamin-Rezeptoren

Histamin ist ein wichtiger Botenstoff, der mit fast allen Zellen in unserem Körper kommuniziert. Das funktioniert über spezielle Rezeptoren, die wie kleine »Schlösser« auf der Zelloberfläche sitzen. Bis heute kennen wir vier gut erforschte Histamin-Rezeptoren: **H1, H2, H3 und H4.** Jeder dieser Rezeptoren hat eine eigene Aufgabe und sorgt für unterschiedliche Wirkungen im Körper. Insbesondere der H1-Rezeptor kommt in vielen Organsystem vor, unter anderem in:

- Darm
- Blutgefäßen
- Haut
- Lunge
- Gehirn
- Eierstöcken
- weißen Blutkörperchen

Stell dir die Interaktion zwischen Histamin und seinen Rezeptoren wie ein **Schlüssel-Schloss-Prinzip** vor:

- **Die Rezeptoren:** Sie sind die »Schlösser« auf den Zellen.
- **Das Histamin-Molekül:** Es ist der passende »Schlüssel«.

Wenn Histamin an einen Rezeptor bindet, löst es eine sogenannte Signalkaskade aus. Diese Signale sorgen dafür, dass die Zelle reagiert – zum Beispiel durch:

- eine Immunantwort
- den Schlaf-Wach-Rhythmus
- die Regulation der Magensäureproduktion
- andere lebenswichtige Prozesse

Histamin-Rezeptoren sind nicht nur für die Kommunikation im Körper entscheidend, sondern auch Angriffspunkte für Medikamente wie Antihistaminika.

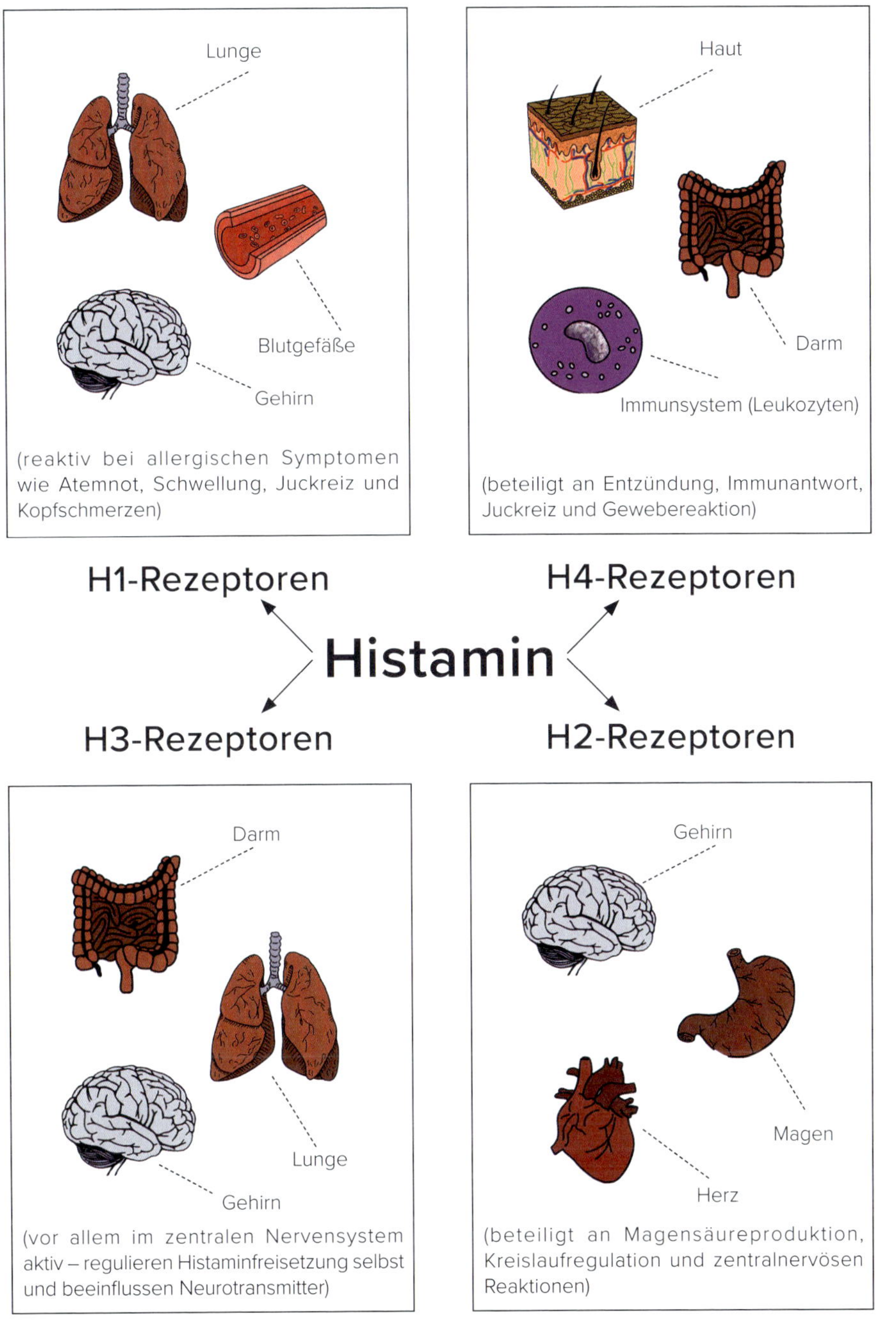
Lunge
Blutgefäße
Gehirn
(reaktiv bei allergischen Symptomen wie Atemnot, Schwellung, Juckreiz und Kopfschmerzen)
Haut
Darm
Immunsystem (Leukozyten)
(beteiligt an Entzündung, Immunantwort, Juckreiz und Gewebereaktion)
H1-Rezeptoren
H4-Rezeptoren
Histamin
H3-Rezeptoren
H2-Rezeptoren
Darm
Lunge
Gehirn
(vor allem im zentralen Nervensystem aktiv – regulieren Histaminfreisetzung selbst und beeinflussen Neurotransmitter)
Gehirn
Magen
Herz
(beteiligt an Magensäureproduktion, Kreislaufregulation und zentralnervösen Reaktionen)

Antihistaminika

Antihistaminika wirken, indem sie die Bindungsstelle für Histamin an den Histamin-Rezeptoren einer Zelle besetzen. Dadurch kann Histamin nicht mehr andocken und seine Wirkung entfalten. Das Histamin zirkuliert weiterhin im Körper, ohne aktiv zu werden. Mit der Zeit wird es durch das Enzym Diaminoxidase (DAO) abgebaut und über den Urin ausgeschieden.

Wichtig zu verstehen: Antihistaminika bauen Histamin nicht ab, sondern blockieren lediglich seine Wirkung an den Rezeptoren.

Generationen von Antihistaminika

- Die erste Generation (z. B. Diphenhydramin) konnte die Blut-Hirn-Schranke überwinden, was zu starker Müdigkeit führte.
- Die zweite Generation (z. B. Loratadin, Cetirizin) überwindet die Blut-Hirn-Schranke weniger leicht, verursacht aber immer noch Müdigkeit.
- Die dritte Generation (z. B. Fexofenadin) wurde weiter verbessert.

Nebenwirkungen

Auch neuere Antihistaminika können Nebenwirkungen haben, wie:

- Kopfschmerzen
- Appetitsteigerung
- Schwindel
- Magen-Darm-Beschwerden
- Müdigkeit
- Testosteronmangel
- Beeinträchtigung der Fruchtbarkeit

Histamin-Liberator

Der Begriff Histamin-Liberator geistert seit Jahren durch Ratgeber, Foren und Ernährungstabellen. Gemeint sind Lebensmittel, die angeblich Histamin aus den Mastzellen freisetzen – ganz ohne selbst nennenswerte Mengen davon zu enthalten.

Wissenschaftlich ist bislang nicht belegt, wie und warum bestimmte Nahrungsmittel diese Freisetzung auslösen sollen.

Trotzdem tauchen in einschlägigen Listen immer wieder dieselben Verdächtigen auf: Erdbeeren, Tomaten, Zitrusfrüchte, Schokolade. Doch verlässliche Studien, die diesen Effekt zweifelsfrei nachweisen, sind rar oder liefern widersprüchliche Ergebnisse. Hinzu kommt: Individuelle Reaktionen sind oft nicht reproduzierbar – was bei der einen Person Symptome auslöst, bleibt bei der anderen vollkommen unauffällig.

Die Folge: Viele Menschen mit Histaminproblemen streichen vorsorglich eine ganze Reihe eigentlich gut verträglicher Lebensmittel von ihrem Speiseplan – nur aufgrund vager Vermutungen. Das kann zu unnötigen Einschränkungen, Nährstoffmängeln und einem Verlust an Lebensqualität führen. Statt pauschaler Verbotslisten braucht es daher mehr Forschung, gezielte individuelle Tests – und einen differenzierten Blick auf den eigenen Körper.

Oft steckt hinter der vermeintlichen Reaktion auf „Liberatoren" in Wahrheit eine klassische Nahrungsmittelallergie – eine eigenständige Erkrankung. In diesem Fall wird Histamin tatsächlich freigesetzt, allerdings durch eine nachgewiesene IgE-vermittelte Immunreaktion an den Mastzellen. Das ist ein völlig anderer Mechanismus als der hypothetische „Liberator"-Effekt.

Fazit: Histamin-Liberatoren bleiben ein bis dato wissenschaftlich ungeklärtes Konzept.

Um Klarheit zu gewinnen, ist es sinnvoll, auch Nahrungsmittelallergien ärztlich abklären zu lassen.

Mastzellen

Der Körper kann in verschiedenen Zellen selbst Histamin herstellen und praktischerweise auch speichern. Dazu gehören die in erster Linie die Mastzellen. Stell dir Mastzellen als kleine, aber mächtige Bodyguards im Körper vor.

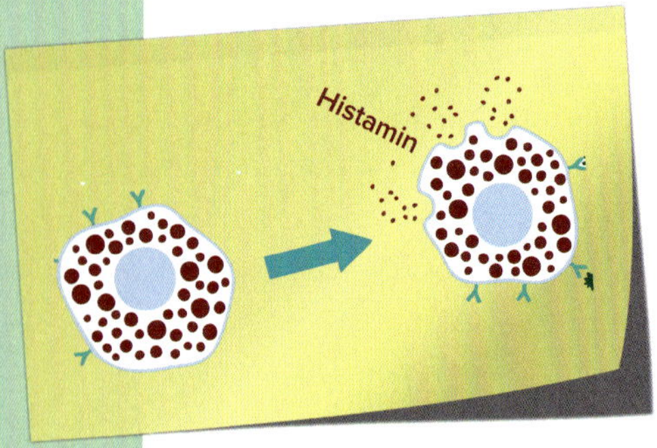

Wo finden wir sie?

- Überall im Körper, besonders in Darm, Eierstöcken und Lunge.
- Nicht im Blut schwimmend, daher nicht im normalen Blutbild sichtbar.

Was können Mastzellen?

- Histamin herstellen und speichern.
- Mit anderen Immunzellen »reden«.
- Auf viele verschiedene Reize reagieren.

Wie arbeiten Mastzellen?

Sie haben viele »Antennen« (Rezeptoren) auf ihrer Oberfläche. Diese reagieren auf unterschiedliche Signale, z. B.:

- Hormone wie Östrogen und Progesteron
- Bestimmte Antikörper (IgE)
- Entzündungssignale
- Sogar auf Histamin selbst
- Akuten und besonders lang anhaltenden Stress – Stresshormone (Cortisol, Adrenalin) können Mastzellen aktivieren

Mastzellen sind wahre Multitalente in unserem Immunsystem. Sie helfen bei der Abwehr von Krankheitserregern, spielen aber auch eine Rolle bei allergischen Reaktionen. Einige Forscher vermuten sogar, dass sie zu unseren ältesten Immunzellen gehören!

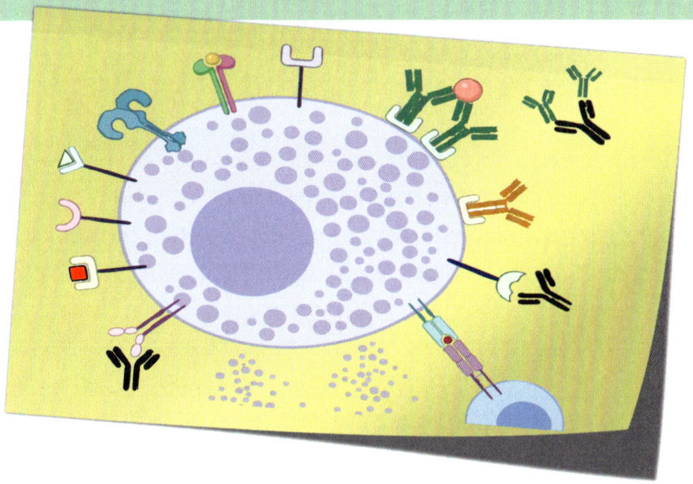

Wo kommt Histamin außer in den Mastzellen noch vor?

Im Blut in den basophilen Granulozyten:

- Kleine, aber fleißige Histamin-Produzenten.
- Machen weniger als 1 % der weißen Blutkörperchen aus.
- Ähneln den Mastzellen in ihrer Funktion.

In der Lunge in der Bronchialschleimhaut:

- Histamin sorgt hier für Schleimbildung und Durchblutung.

Im Magen in der Magenschleimhaut:

- Hilft bei der Produktion von Magensäure.

Im Gehirn in speziellen Nervenzellen:

- Besonders im Hypothalamus aktiv.
- Histamin arbeitet hier als Botenstoff zwischen Nervenzellen.

»Wenn wir ein hypothetisches Medikament hätten, das die Mastzellen komplett lahmlegt, dann würden wir wahrscheinlich umfallen wie die Fliegen, sobald wir Bakterien nur von Ferne sehen.«

Professor Dr. Marcus Maurer, Mastzellenforscher,
Charité Berlin (1966–2024)

Histaminose

Eine Histaminose ist ein Überschuss an Histamin im Körper. Ein hoher Histamin-Spiegel bedeutet für den Körper Alarmstufe Rot. Während tausender Jahre der menschlichen Evolution war ein hoher Histamin-Spiegel immer ein Signal für die Anwesenheit eines Feindes, z. B. eines Parasiten. Und so tickt der Körper auch heute noch. Zur Verteidigung gegen den Feind erhalten alle Zellen den Generalbefehl »Achtung, seid bereit, ihr seid bedroht! Macht euren Job!«

- Nervenzellen: Seid wachsam und konzentriert!
- Muskelzellen: Seid angespannt und bereit zur schnellen Flucht!
- Blutgefäßzellen: Macht Platz, erweitert euch! Wir müssen die schnelle Eingreiftruppe der Fresszellen durchlassen.
- Herzmuskelzellen: Gebt alles, schlagt kräftig und schnell zurück.
- Schleimhautzellen: Werdet den Feind wieder los durch Durchfall, Husten und ganz viel Magensäure.

Merke: Das Histamin-Prinzip ist ein uraltes, erprobtes Prinzip, das menschliches Leben über viele Jahrtausende Evolution geschützt hat.

Histaminosen sind wie Warnsignale deines Körpers. Sie sind nicht die eigentliche Krankheit, sondern weisen auf tieferliegende Probleme hin. Stell dir das so vor:

- Histaminosen = Rauchmelder: Sie alarmieren dich, dass etwas nicht stimmt.
- Tieferliegende Probleme = Feuer: Das ist die eigentliche Ursache, die es zu finden und zu löschen gilt.

Warum ist das wichtig zu wissen?

- Vielfältige Ursachen: Histaminosen können bei verschiedenen Erkrankungen auftreten.
- Gezielte Behandlung: Um wirklich zu heilen, müssen wir die Wurzel des Problems finden.

- Individueller Ansatz: Jeder Mensch ist anders, daher braucht es maßgeschneiderte Lösungen.

Dein Weg zur Besserung

- Erkenne deine Symptome.
- Suche nach den Ursachen.
- Behandle gezielt das Grundproblem.

Histaminosen sind wie Wegweiser auf deiner Reise zur Genesung! Indem du sie als wertvolle Hinweise erkennst, öffnest du die Tür zu einer wirkungsvollen Behandlung und dauerhaftem Wohlbefinden.

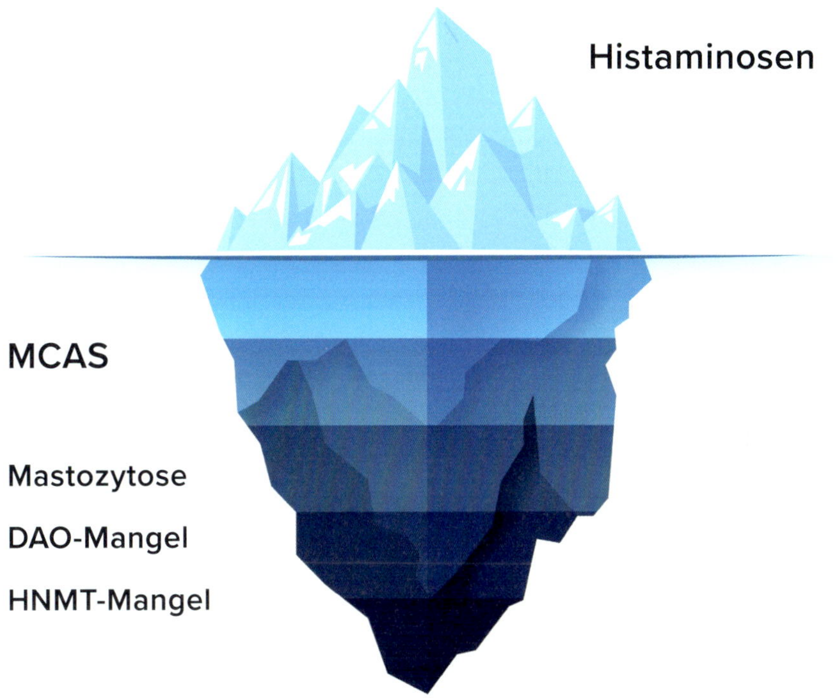

Illustration: FeelplusCreator/shutterstock.com

Diaminoxidase (DAO)

Das Enzym DAO (Diaminoxidase) ist ein wichtiger Helfer, wenn es um den Abbau von freiem Histamin geht – also dem Histamin, das sich außerhalb der Zellen befindet. Hier die wichtigsten Fakten auf einen Blick:

Wo wird DAO gebildet?

Hauptsächlich in den Zellen der Darmschleimhaut. Es sorgt dafür, dass Histamin aus der Nahrung abgebaut wird.

Wo ist DAO aktiv?

Neben dem Darm auch in den Nieren und der Plazenta. Das DAO im Blut stammt übrigens aus den Nieren.

Was braucht der Körper, um DAO zu bilden?

- Kupfer: Ein Mangel an Kupfer kann zu einem DAO-Mangel führen.
- Zink und Vitamin B6: Diese Stoffe sind ebenfalls wichtig, damit DAO richtig arbeiten kann.

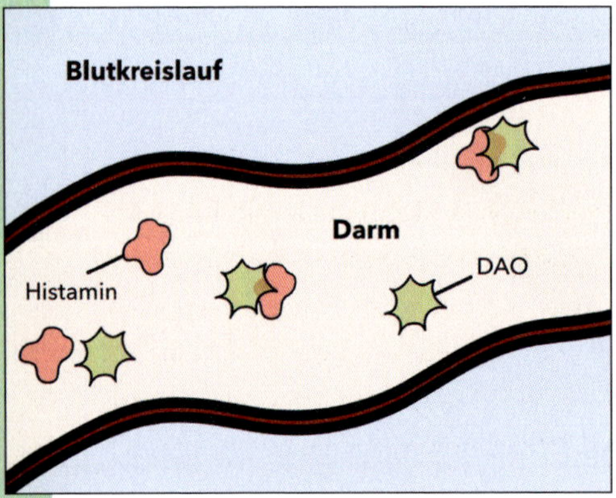

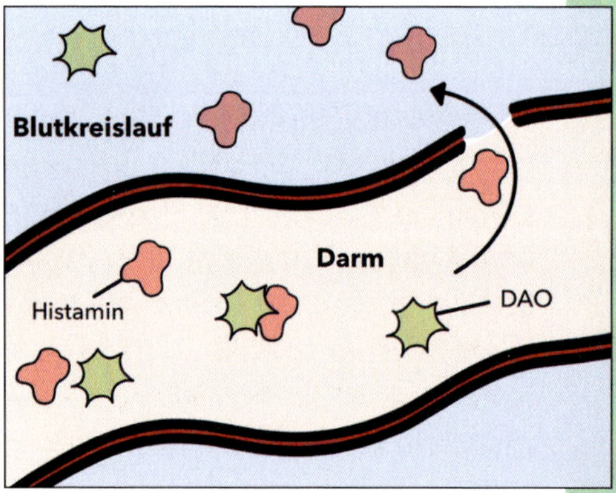

Histamin-N-Methyl-Transferase (HNMT)

Stell dir HNMT als fleißigen Aufräumer in deinem Körper vor – mit einem ganz speziellen Einsatzgebiet: Es kümmert sich darum, überschüssiges Histamin abzubauen, besonders dort, wo es empfindlich werden kann – in der Leber und vor allem im Gehirn. Denn während im Darm die DAO (Diaminoxidase) für die Histaminverarbeitung zuständig ist, übernimmt im zentralen Nervensystem allein HNMT diese Aufgabe. Ohne HNMT gäbe es im Gehirn keine wirksame Möglichkeit, Histamin zu regulieren – was zu Symptomen wie innerer Unruhe, Reizbarkeit, Kopfschmerzen oder Schlafstörungen führen kann.

HNMT funktioniert mithilfe eines Partners: S-Adenosyl-Methionin (SAM). Dieser Stoff entsteht aus der Aminosäure L-Methionin und spielt als sogenannter Methylgruppen-Spender eine zentrale Rolle in vielen Stoffwechselprozessen – unter anderem eben im Histaminabbau. Fehlen SAM (z. B. durch Unterversorgung mit B-Vitaminen, besonders B6, B12 und Folsäure oder der Aminosäure Methionin), kann HNMT seine Arbeit nicht richtig machen.

Ein genetischer HNMT-Mangel ist relativ selten, aber funktionelle Einschränkungen – etwa durch Nährstoffmangel, Schlafmangel oder sonstigen Stress – kommen häufiger vor. Das ist besonders relevant für Menschen mit Histaminbeschwerden, die zwar eine normale DAO, aber trotzdem Beschwerden haben – vor allem bei Reizüberflutung, mentalem Stress oder bestimmten Medikamenten. Denn: Wenn HNMT überlastet ist, staut sich Histamin buchstäblich im Kopf.

Wie erkennt man einen HNMT-Mangel?
Leider kann man die HNMT nicht direkt im Blut oder Gewebe messen. Aber es gibt einen indirekten Trick: Wir messen den Wert von Methylhistamin im Urin, dem Abbauprodukt, das entsteht, wenn HNMT aktiv ist. Ist Methylhistamin auffällig erhöht, spricht das dafür, dass zu viel Histamin auf diesem Weg verarbeitet werden muss – ein möglicher Hinweis auf eine kompensierte, aber überlastete HNMT-Aktivität oder auf eine Regulationsstörung. Niedrige Werte wiederum können zeigen, dass nicht genug HNMT aktiv ist, etwa weil wichtige Co-Faktoren fehlen.

KPU/HPU

Hast du schon mal von Kryptopyrrolurie (KPU) oder Hämopyrrolaktamurie (HPU) gehört? Das sind Stoffwechselstörungen, die dein Wohlbefinden stark beeinflussen können. Menschen mit KPU und HPU neigen zu Histamin-Beschwerden, weil sie für den Histamin-Abbau wichtige Mikronährstoffe verlieren.

Was sind KPU und HPU?

- Genetische oder erworbene Stoffwechselstörungen.
- Der Körper scheidet zu viele »Pyrrole« über den Urin aus.
- Dabei gehen wichtige Nährstoffe verloren: Vitamin B6, Mangan und Zink.

Wer ist betroffen?

- Etwa 10 % der Bevölkerung, schätzt der bekannte Psychiater Dr. Carl Pfeiffer.
- Frauen sind häufiger betroffen als Männer (9:1).

Warum ist das wichtig für den Histamin-Haushalt?

- Zink und Vitamin B6 helfen beim Histamin-Abbau als Cofaktoren vor allem der DAO.
- Mangan unterstützt das andere wichtige Abbau-Enzym, die HNMT.
- Zink stabilisiert auch die Mastzellen und verhindert eine Histamin-Freisetzung.

Typische Beschwerden bei KPU/HPU

- Histamin-Beschwerden
- Ständige Müdigkeit
- Stimmungsschwankungen
- Verdauungsprobleme
- Muskel- und Gelenkschmerzen
- Schlafstörungen
- Hautprobleme

Erkennst du dich wieder? Ein einfacher Urintest kann Klarheit bringen. Mit den richtigen Nährstoffen können sich viele Beschwerden, auch Histamin-Probleme, deutlich verbessern.

Mastozytose

Die Mastozytose ist eine sehr seltene Erkrankung, bei der sich Mastzellen im Körper übermäßig vermehren. Dies führt zu einem Anstieg von Histamin und anderen Botenstoffen, was vielfältige Beschwerden verursachen kann.

Die zwei Hauptformen der Mastozytose

1. Kutane Mastozytose:
   - Betrifft vor allem die Haut.
   - Tritt häufiger bei Kindern auf.
2. Systemische Mastozytose:
   - Betrifft innere Organe wie Knochenmark, Magen, Darm, Leber, Milz und Lymphknoten.
   - Kommt häufiger bei Erwachsenen vor.

Typische Symptome

- **Haut:** Juckreiz, Rötungen, Quaddeln, Schwellungen
- **Magen-Darm:** Übelkeit, Erbrechen, Durchfall, Bauchschmerzen
- **Knochen:** Schmerzen, mögliche Anämie bei Knochenmarkbeteiligung
- **Herz-Kreislauf-System:** Niedriger Blutdruck, Herzrasen

Die genaue Ursache einer Mastozytose ist oft unklar. In vielen Fällen spielt eine genetische Veränderungen, die sogenannte KIT D816V-Mutation, eine Rolle.

Weitere Informationen:

www.mastozytose.de
www.mastozytose-info.net

Wenn du Symptome bemerkst, die auf eine Mastozytose hindeuten könnten, sprich mit deinem Arzt. Eine frühzeitige Diagnose kann helfen, die Lebensqualität zu verbessern.

Mastzellaktivierungssyndrom (MCAS)

Das Mastzellaktivierungssyndrom (MCAS) ist eine chronische Erkrankung, bei der Mastzellen übermäßig aktiviert werden und zu viele Botenstoffe, insbesondere auch Histamin, freisetzen. Diese Überreaktion kann vielfältige Symptome auslösen, die den gesamten Körper betreffen. Anders als bei Allergien sind die Auslöser für Betroffene oft unbekannt, was die Diagnose erschwert.

Herausforderungen bei MCAS

- Keine eigene Diagnoseziffer: MCAS wird bislang nicht offiziell als eigenständige Krankheit anerkannt.
- Unbekanntes Krankheitsbild: Viele Ärzte sind mit MCAS nicht vertraut, was die Diagnosestellung zusätzlich erschwert.
- Kampf um Anerkennung: Patientenverbände und Mediziner setzen sich für eine offizielle Anerkennung des Syndroms ein.

Die Beschwerden treten meist schubweise auf und verlaufen oft schwer und können viele Organsysteme betreffen:

- **Haut:** Juckreiz, Ausschlag, Flush
- **Magen-Darm-Trakt:** Durchfall, Übelkeit, Bauchschmerzen, Gewichtsverlust
- **Herz-Kreislauf-System:** Blutdruckschwankungen, Herzrasen
- **Atemwege:** Asthma, Atemnot
- **Zentrales Nervensystem:** Konzentrationsprobleme, Müdigkeit – in schweren Fällen sind auch anaphylaktische Reaktionen möglich.

Die Diagnose von MCAS ist komplex, da es keine einheitlichen Kriterien gibt. Häufig basiert sie auf dem Ausschluss anderer Erkrankungen und der Beobachtung typischer Symptome.

Die Therapie konzentriert sich darauf, Symptome zu kontrollieren und Auslöser zu vermeiden. Häufig eingesetzte Medikamente sind:

- H1- und H2-Antihistaminika
- Mastzellstabilisatoren wie Cromoglicinsäure
- Glukokortikoide (Cortison) in schweren Fällen

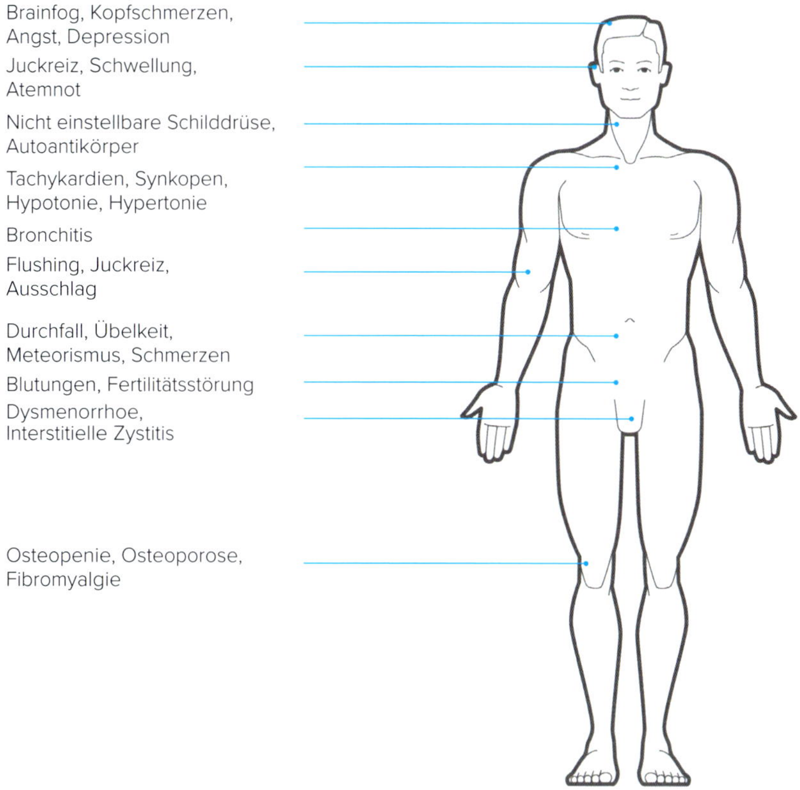

Illustration: procurator/shutterstock.com

MCAS ist eine sehr herausfordernde Erkrankung, doch mit der richtigen Behandlung und einem besseren Verständnis können Betroffene ihre Lebensqualität verbessern.

Weitere Informationen:

www.mastzellenhilfe.de

www.mcas-hope.de

Allergie

Allergien entstehen, wenn das Immunsystem überempfindlich auf eigentlich harmlose Stoffe (Allergene) wie Pollen, Tierhaare oder bestimmte Nahrungsmittel reagiert. Der Kontakt mit einem spezifischen Allergen aktiviert das Immunsystem und führt zu einer sogenannten IgE-vermittelten Reaktion. Dabei setzen Mastzellen große Mengen Histamin frei, was die typischen Beschwerden auslöst.

Typische allergische Symptome sind:

- Juckreiz
- Hautausschlag
- Atemnot
- Geschwollene Augenlider
- Niesen

Diese Beschwerden treten meist unmittelbar nach dem Kontakt mit dem Allergen auf.

Allergien können durch verschiedene Tests diagnostiziert werden:

- **Hauttests** wie der Pricktest, bei dem Allergene auf die Haut aufgetragen und leicht eingestochen werden.
- **Bluttests,** bei denen IgE-Antikörper gemessen werden.

Diese Methoden helfen dabei, die auslösenden Allergene genau zu identifizieren und gezielte Maßnahmen einzuleiten.

Es ist wichtig, die Unterschiede zwischen Allergie und MCAS (Mastzellaktivierungssyndrom) zu kennen. Hier ist eine einfache Erklärung:

- **Allergie:** Bei einer Allergie wird durch den Antikörper IgE eine plötzliche Aktivierung der Mastzellen ausgelöst. Das führt zu typischen allergischen Reaktionen wie Juckreiz oder Atemnot.
- **MCAS:** Beim Mastzellaktivierungssyndrom (MCAS) hingegen liegt keine IgE-Aktivierung vor. Die Ursachen sind oft unklar und die Mastzellen reagieren ohne einen spezifischen Auslöser über.

Wenn du diesen grundlegenden Unterschied verstehst, kannst du die verschiedenen Krankheitsbilder besser einordnen!

Notizen

TAUSEND GESICHTER EINER ERKRANKUNG: WIE HISTAMIN DEINEN KÖRPER BEEINFLUSST

Hast du dich jemals gefragt, wie ein winziges Molekül wie Histamin so viele verschiedene Symptome im Körper auslösen kann? Die Antwort liegt in seiner erstaunlichen Vielseitigkeit und Allgegenwärtigkeit in unserem Organismus.

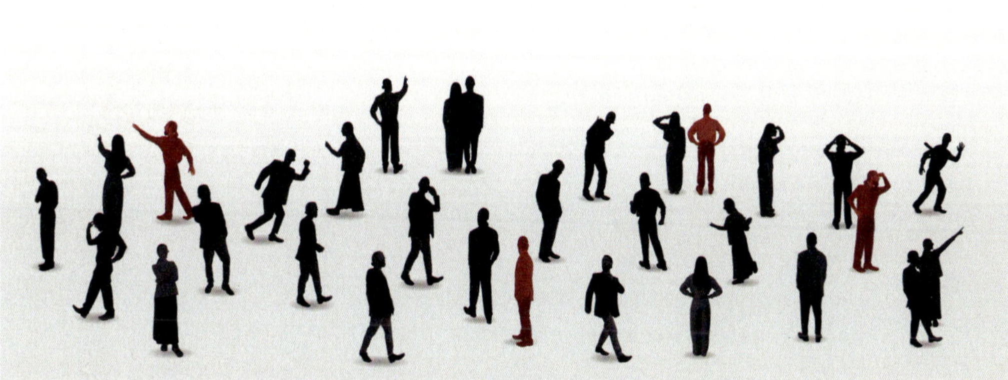

CHECK

Check deine Symptome

Histamin ist wie ein fleißiger Mitarbeiter, der in jedem Teil unseres Körpers seine Finger im Spiel hat. Wenn der Histamin-Spiegel aus dem Gleichgewicht gerät, kann dies Auswirkungen auf nahezu jedes Organ und System haben. Das macht die Diagnose für Ärzte und Heilpraktiker oft zu einer echten Herausforderung.

Die Symptome einer Histamin-Problematik können stark variieren:

- Manche Menschen spüren nur leichte Beschwerden.
- Andere leiden unter schwerwiegenden, manchmal sogar lebensbedrohlichen Symptomen.
- Bei einigen, wie z. B. bei Mastozytose oder MCAS, treten die Beschwerden in Schüben auf, was die Diagnose zusätzlich erschwert.

Um dir einen Überblick über die häufigsten Histamin-Symptome zu geben, haben wir eine Checkliste der zumeist vorkommenden Beschwerden bei Histamin-Problemen zusammengestellt:

Augen	**Trifft zu ✓**
• Bindehautentzündung (Konjunktivitis)	○
• Sehstörungen	○
• Augenbrennen	○

Zentrales Nervensystem	
• Bleierne Müdigkeit nach Mahlzeiten	○
• Kopfschmerzen nach histaminreicher Kost	○
• Kopfschmerzen nach geringen Mengen Alkohol (auch am Folgetag)	○
• Schwindel	○
• Übelkeit bei Autofahrten, Schiffsreisen (Reiseübelkeit)	○
• Schlafstörungen: häufiges Aufwachen in der Nacht	○
• Innere Unruhe	○
• Brainfog/Konzentrationsstörungen	○
• Appetitlosigkeit	○

CHECK

Trifft zu ✓

Haut
- Flush (Hautrötung) ○
- Urtikaria ○
- Ödeme ○
- Pusteln und andere Hautausschläge ○
- Vermehrtes Schwitzen ○

Atemwege
- Atemnot ○
- Verschleimte Bronchien ○
- Schwellung der oberen Atemwege ○
- Chronischer Schnupfen ○
- Halsschmerzen ○
- Halskratzen ○

Herz-Kreislauf-System
- Blutdruckkrisen ○
- Herzrasen ○
- Herzstolpern ○
- Palpitationen (Herzklopfen wird gesteigert wahrgenommen) ○
- Blutdruckregulationsstörungen (schwankender Blutdruck) ○

Magen-Darm-Trakt
- Magenschmerzen ○
- Sodbrennen (Reflux) ○
- Morgendliche Heiserkeit ○
- Völlegefühl und Blähbauch ○
- Übelkeit und Erbrechen: besonders nach dem Verzehr histaminreicher Lebensmittel ○
- Durchfall oder Verstopfung: kann chronisch und abwechselnd auftreten ○
- Bauchkrämpfe ○

CHECK

Bewegungsapparat

Trifft zu ✓

- Gelenkbeschwerden ◯
- Muskelschmerzen ◯
- Muskelschmerzen nach Kraftanstrengung, wie ein sehr starker Muskelkater ◯

Psyche

- Ängste ◯
- Panikattacken ◯
- Niedergeschlagenheit ◯
- Stimmungsschwankungen ◯
- Depression ◯
- Starkes Erschöpfungsgefühl ◯

Immunsystem ◯

- Infektanfälligkeit ◯
- Long Covid ◯
- Unklare erhöhte Autoantikörper für Hashimoto Thyreoiditis (TPO, TAK) oder Morbus Basedow (TRAK) ohne weitere Hinweise auf die Erkrankung ◯
- Überschießende Immunreaktionen, z. B. nach Insektenstichen ◯
- Nahrungsmittelunverträglichkeiten ◯
- Nahrungsmittelallergien ◯
- Medikamentenunverträglichkeiten ◯
- Allergien gegen Medikamente ◯
- Allergien gegen Pollen, Tierhaare etc. ◯
- Asthma ◯
- Anaphylaxie (auch ohne bekannte Allergien) ◯

Genitalien und Blase

- Chronische Blasenschmerzen mit Harndrang (Interstitielle Zystitis) ◯
- Starke Schmerzen während der Periode ◯
- Unfruchtbarkeit ◯
- Häufige Fehlgeburten ◯
- »Reizblase« ◯

Long Covid und das Mastzellaktivierungssyndrom

Stell dir vor, dein Immunsystem wäre eine übereifrige Feuerwehr, die auch lange nach dem Löschen eines Brandes weiter Wasser spritzt. So ähnlich verhält es sich bei Long Covid, einer rätselhaften Folgeerscheinung der COVID-19-Infektion. Long Covid ist wie ein Feuer, das im Verborgenen weiterschwelt. Wochen nach der eigentlichen Infektion kämpfen Betroffene noch immer mit einer Vielzahl von Symptomen. Doch was hält dieses Feuer am Brennen?

Neue Forschungsergebnisse enthüllen einen spannenden Verdächtigen: das Mastzellaktivierungssyndrom (MCAS). Diese winzigen »Feuerwehrleute« unseres Immunsystems scheinen bei Long Covid in Daueralarmbereitschaft zu sein. Aber wie entzündet sich dieser Dauerbrand? Das Coronavirus SARS-CoV-2 ist raffiniert:

- Es dockt an spezielle Rezeptoren (ACE2) auf den Mastzellen an.
- Dies löst eine Kettenreaktion aus.
- Die Mastzellen schütten ununterbrochen Entzündungsbotenstoffe aus.
- Eine Art »Entzündungsfeuer« wird am Laufen gehalten.

Diese anhaltende Entzündungsreaktion erklärt die vielfältigen und hartnäckigen Symptome von Long Covid. Von Erschöpfung bis zu Atemproblemen – alles Auswirkungen unserer überaktiven zellulären Feuerwehr. Die Entdeckung dieser Verbindung zwischen Long Covid und MCAS eröffnet spannende neue Perspektiven für Diagnose und Behandlung. Sie gibt Hoffnung, dass wir bald effektiver gegen diesen unsichtbaren »Dauerbrand« vorgehen können.

Diese Aufstellung soll dir zunächst erst einmal einen Überblick darüber geben, welche Symptome im Zusammenhang mit Histamin sehr häufig auftreten.

Jetzt bist du an der Reihe!

- Welche Symptome aus der Liste kommen dir bekannt vor? Schau genau hin – dein Körper gibt dir wichtige Hinweise.
- Gibt es Beschwerden, die nicht auf der Liste stehen, die dir aber aufgefallen sind? Ergänze sie gerne am Ende der Liste.
- Nimm dir einen Moment Zeit, um in Ruhe über deine persönlichen Erfahrungen mit Histamin nachzudenken – du kennst deinen Körper am besten.
- Deine Beobachtungen sind ein wichtiger Schritt auf deinem Weg zu mehr Wohlbefinden. Jeder Gedanke zählt!

Bedenke jedoch: Diese Checkliste ist ein hilfreicher Wegweiser und Einstieg in die Diagnostik, kann aber keine professionelle medizinische Diagnose ersetzen. Der nächste Schritt ist daher, eine fachkundige Abklärung bei einem Arzt oder Heilpraktiker deines Vertrauens zu erhalten.

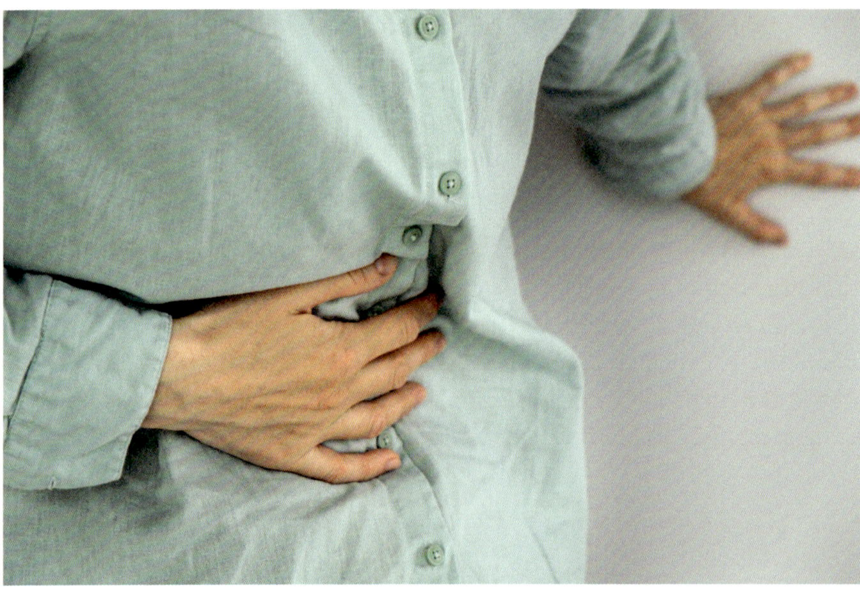

Foto: Inna Kot/shutterstock.com

Notizen

VON VERMUTUNGEN ZU FAKTEN: DEM HISTAMIN AUF DER SPUR

Histamin-Probleme sind wie ein Chamäleon – sie zeigen sich in vielen Farben und Formen. Diese Vielfalt der Symptome führt oft zu einer frustrierenden Odyssee von Arzt zu Arzt. Vielleicht kennst du das?

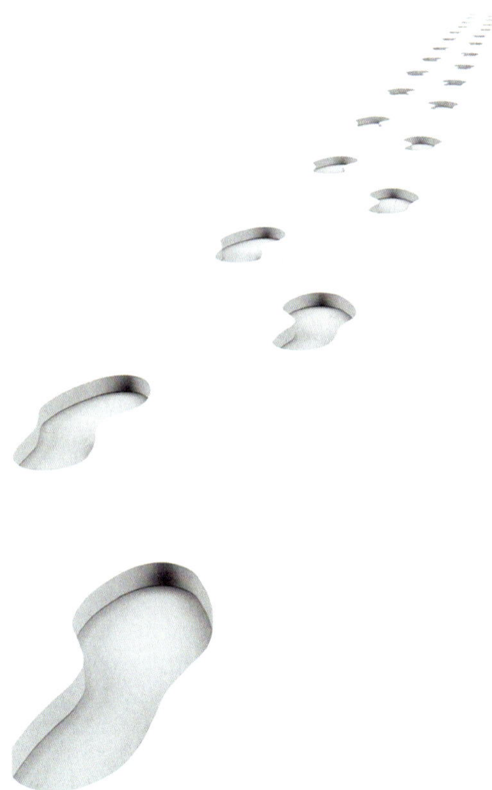

Raus aus dem Symptom-Chaos – rein in die Klärung

- Ärzte sind oft überfordert von der Komplexität der Symptome und geben sich »genervt«.
- Widersprüchliche Diagnosen sind keine Seltenheit.
- Manchmal wirst du sogar für »gesund« erklärt, weil nichts »Handfestes« gefunden wird.
- Oder deine Beschwerden werden vorschnell als »psychosomatisch« abgetan.

Unser hochkomplexes Gesundheitssystem ist wie ein Puzzle, bei dem jeder Facharzt nur sein eigenes Teilchen sieht. Für systemische Erkrankungen wie Histaminosen ist das ein großes Problem. Nach unserer Erfahrung ist es leider immer noch so, dass Menschen mit Histamin-Erkrankungen eher ein Psychopharmakon verordnet wird, als dass sie eine gründliche Untersuchung ihrer Beschwerden, geschweige denn eine effektive Behandlung, erfahren.

Dennoch: An einem Arzt oder Heilpraktiker führt bei Histaminose-Verdacht kein Weg vorbei, denn wir benötigen eine gründliche Diagnostik. Eine eingehende diagnostische Abklärung ist aus mehreren Gründen unerlässlich:

1. **Bestätigung der Verdachtsdiagnose:** Eine sorgfältige Untersuchung hilft, die Vermutung einer Histamin-Intoleranz zu verifizieren oder zu widerlegen.
2. **Ausschluss schwerwiegender Erkrankungen:** Es ist wichtig, ernsthafte Gesundheitsprobleme, wie eine Mastozytose oder schwere allergische Störungen, auszuschließen, die ähnliche Histamin-Symptome hervorrufen können, aber einer sofortigen ärztlichen Therapie bedürfen.
3. **Differenzialdiagnose:** Andere Erkrankungen, die nichts mit Histamin zu tun haben, können vergleichbare Beschwerden verursachen. Ein Beispiel hierfür ist eine Tryptaminabbau-Störung, die leicht mit einer Histaminose verwechselt werden kann, da sie sehr ähnliche Symptome verursacht. Die Probleme werden hierbei allerdings durch einen sehr hohen Serotoninspiegel verursacht.

4. **Individualisierte Behandlung:** Eine präzise Diagnose ermöglicht eine maßgeschneiderte und effektive Therapie.
5. **Vermeidung von Fehlbehandlungen:** Durch eine korrekte Diagnose können unnötige oder möglicherweise schädliche Behandlungen vermieden werden.

Angesichts dieser Faktoren ist es ratsam, sich bei Verdacht auf eine Histaminose an einen Arzt oder Heilpraktiker zu wenden. Nur durch eine professionelle und umfassende Diagnostik kann eine zuverlässige Diagnose gestellt und ein angemessener Behandlungsplan entwickelt werden.

Gut zu wissen: Einige Heilpraktiker haben sich auf dieses Gebiet spezialisiert, allerdings werden die Kosten oft nicht von der gesetzlichen Krankenversicherung übernommen.

Der schnelle Weg zur richtigen Diagnose

Gründliche Vorbereitung ist der Schlüssel

- Sei dir bewusst: Viele Hausärzte haben wenig Erfahrung mit Histamin-Erkrankungen. Je mehr Informationen du hast, desto besser kann dein Arzt oder Heilpraktiker dir helfen.
- Denk daran: Du bist der Experte für deinen Körper. Mit guter Vorbereitung und den richtigen Informationen kannst du aktiv zu deiner Diagnose und Behandlung beitragen.

Deine Checkliste für den Besuch beim Arzt oder Heilpraktiker

- Vollständige Medikamentenliste (auch frei verkäufliche, pflanzliche und homöopathische Mittel)
- Allergikerpass/Allergieausweis, falls vorhanden
- Vollständige Liste deiner Nahrungsergänzungsmittel
- Relevante Vorbefunde, z. B. Arztbriefe

Dokumentiere deine aktuellen Beschwerden

Notiere hier die wichtigsten Themen, die du ansprechen möchtest:

Notizen

Wichtige Laborwerte bei Verdacht auf Histamin-Störungen

Wenn du deinen Arzt oder Heilpraktiker wegen möglicher Histamin-Probleme aufsuchst, sind bestimmte Laboruntersuchungen hilfreich. Bei einem ersten Besuch wird in der Regel eine Routineuntersuchung durch ein Labor durchgeführt. Dieses umfasst:

- Blutbild: gibt Auskunft über verschiedene Blutzellen
- Entzündungswerte: z. B. CRP, Blutsenkungsgeschwindigkeit
- Organfunktionen:
  → Leber (Gamma-GT, GPT, GOT)
  → Niere (Kreatinin)
  → Bauchspeicheldrüse (Amylase, Lipase)
- Stoffwechsel:
  → Elektrolyte
  → Blutzucker (Glukose)
  → Schilddrüse (TSH, fT3, fT4)

Tipp für dein Arztgespräch

Dein Arzt oder Heilpraktiker kennt diese Tests. Sprich sie gerne an und frage nach ihrer Relevanz für deine Situation. Eine offene Kommunikation hilft, die beste Diagnostik für dich zu finden.

Spezifische Tests für Histamin-Störungen

Zusätzlich zum Routinelabor sind bei Verdacht auf Histamin-Probleme folgende spezielle Untersuchungen sinnvoll:

DAO-Konzentration im Serum

Das Enzym Diaminoxidase (DAO) wird in den Nieren gebildet und ist entscheidend für den Abbau von freiem Histamin, das im Körper z. B. durch Entzündungsprozesse oder während der Menstruation freigesetzt wird.

Die DAO-Konzentration im Blut schwankt während des weiblichen Zyklus und hat kurz nach der Periode ihren niedrigsten Stand. Es ist von daher empfehlenswert, vergleichende DAO-Messungen immer am selben Zyklustag durchführen zu lassen. Am besten geeignet ist eine Blutabnahme um den 10. Zyklustag herum. In der zweiten Zyklushälfte sind keine Einflüsse mehr von der Periode und von Hormonschwankungen zu erwarten.

Histamin im Blut oder im Urin

Die Analyse des freien und gebundenen Histamins im Plasma ermöglicht eine Einschätzung der aktuellen Histamin-Belastung. Aufgrund der kurzen Halbwertszeit von Histamin kann diese Messmethode jedoch herausfordernd sein. Eine alternative Option bietet die Bestimmung des Histamin-Spiegels im Urin.

Totale Histamin-Abbaukapazität im Serum

Dieser Stresstest ermittelt die Fähigkeit des Körpers, unabhängig von der DAO-Konzentration Histamin abzubauen. Dein Blut wird im Labor mit einer bestimmten Standardmenge an Histamin vermischt und es wird untersucht, wie effektiv diese Menge an Histamin abgebaut wird. Der Test ist besonders hilfreich, da keine akute Symptomatik oder Provokation durch histaminhaltige Nahrungsmittel erforderlich ist, um zu einem Ergebnis zu kommen.

Methylhistamin im Urin

Histamin aus dem zentralen Nervensystem lässt sich nur indirekt über diesen Marker testen. Dieses Histamin wird über Methylierung abgebaut und sein Abbauprodukt, das Methylhistamin, lässt sich im Urin nachweisen. Die Untersuchung von Histamin-Abbauprodukten wie Methylhistamin im Urin kann daher Hinweise auf eine erhöhte Belastung mit Histamin im zentralen Nervensystem geben.

Histamin im Stuhl

Die Messung von Histamin im Stuhl wird bei gastrointestinalen Beschwerden, wie Durchfall, Darmkrämpfen und starken Blähungen, durchgeführt. Histamin wird bei Entzündungen und bei der Aktivierung von Mastzellen im Darm ausgeschüttet. Erhöhte Histamin-Werte können auch durch Infektionen mit Parasiten oder histaminbildenden Bakterien, wie Klebsiellen oder Morganellen, auftreten. In jedem Fall soll ein erhöhter Histamin-Spiegel im Stuhl weiter abgeklärt werden.

DAO im Stuhl

Die Diaminoxidase (DAO) ist ein Enzym, das im Darm eine zentrale Rolle beim Abbau von Histamin spielt. Sie wird hauptsächlich in den Zellen der Darmschleimhaut produziert und ist dafür verantwortlich, das mit der Nahrung aufgenommene Histamin sowie andere biogene Amine abzubauen, bevor sie in den Körper gelangen können. Ein Mangel an DAO oder eine eingeschränkte Enzymaktivität kann zu einer Ansammlung von Histamin führen. Daher ist die Messung im Stuhl so wichtig. Sie ergänzt die anderen Laborparameter sinnvoll.

IgE

Immunglobulin E (IgE) ist eine spezielle Klasse von Antikörpern, die eine wichtige Rolle im Immunsystem spielen. Sie sind in der Regel bei chronischen Allergien, allergischem Asthma, Heuschnupfen und Parasiten-Infektionen erhöht. IgE bindet an spezifische Rezeptoren an den Mastzellen und Basophilen und führt so zu einer Ausschüttung von Histamin.

Tryptase im Serum

Die Tryptase ist ein Enzym, das hauptsächlich in den Mastzellen und Basophilen (Untergruppe der weißen Blutkörperchen) vorkommt. Sie wird bei der Aktivierung der Mastzellen freigesetzt und dient als Marker für deren Aktivierung. Ein chronisch erhöhter Tryptasewert sollte zum Anlass genommen werden, eine Mastozytose auszuschließen. Beim Mastzellaktivierungssyndrom (MCAS) sieht man die Tryptase hingegen selten deutlich erhöht.

Mikronährstoffe

Es lohnt sich, auch einen genaueren Blick auf bestimmte Mikronährstoffe zu werfen. Die winzigen Helfer können einen großen Einfluss auf deinen Histamin-Spiegel haben. Eine Untersuchung dieser Nährstoffe kann wertvolle Hinweise liefern, um dein Wohlbefinden zu verbessern:

- Vitamin B6: wichtig für DAO
- Zink: unterstützt DAO-Funktion

- Kupfer: wichtig für DAO
- Vitamin C: wichtig für Histamin-Abbau
- Vitamin D: beeinflusst Immunsystem und Mastzellen
- Omega-3-Fettsäuren (DHA/EPA): beruhigen die Mastzellen
- SAMe: unterstützt die HNMT-Funktion
- Magnesium: unterstützt DAO und HNMT

Genetische Tests

Eine fortschrittliche Möglichkeit, den Ursachen deiner Beschwerden auf den Grund zu gehen, bieten genetische Untersuchungen. Diese können nur von qualifizierten Ärzten durchgeführt werden. Im Fokus stehen genetische Varianten, auch Polymorphismen genannt, in zwei entscheidenden Genen:

1. Das DAO-Gen: verantwortlich für die Produktion des Histamin abbauenden Enzyms Diaminoxidase.
2. Das HNMT-Gen: codiert für das Enzym Histamin-N-Methyl-Transferase, das ebenfalls am Histamin-Abbau beteiligt ist.

Diese Analysen können aufschlussreiche Informationen darüber liefern, ob genetische Faktoren zu deiner individuellen Histamin-Empfindlichkeit beitragen. Mit diesem Wissen lassen sich gezieltere Behandlungsstrategien entwickeln, die auf dein einzigartiges genetisches Profil zugeschnitten sind. Aus unserer Sicht sind sie aber nicht in jedem Fall sinnvoll und notwendig. Die anderen Faktoren, die das Histamin-Fass füllen, sollten in der Therapie im Vordergrund stehen.

Sollte dein Hausarzt an seine Grenzen stoßen, bitte ihn um Überweisung an einen Facharzt:

- Hämatologe: Spezialist für Blut- und Immunerkrankungen
- Gastroenterologe: Experte für Magen-Darm-Erkrankungen

Bei Schwierigkeiten, einen geeigneten Arzt oder Heilpraktiker in deiner Region zu finden, kannst du in unserer Facebook-Gruppe nach Empfehlungen fragen oder dich an die Krankenkasse oder Kassenärztliche Vereinigung deiner Region wenden.

Labortests für zu Hause: eine Option bei leichten Symptomen

Möchtest du deine Laborwerte selbst überprüfen? Es gibt inzwischen einige Möglichkeiten dafür. Diese sind die derzeit verfügbaren Heimtests:

- Histamin im Stuhl
- Histamin im Urin
- DAO (Diaminoxidase)
- Vitamin D
- Magnesium, Zink, Selen
- Omega-3-Fettsäuren
- Leaky Gut (Stuhl)

Wichtig zu wissen:

Diese Tests sind eine gute Option bei leichten Beschwerden, z. B., wenn du nach dem Essen manchmal Probleme hast. Sie können dir erste Hinweise geben, ersetzen aber keinen Arztbesuch.

Wann du besser zum Arzt gehen solltest:

- Bei starken oder anhaltenden Symptomen.
- Wenn du unsicher bist, was deine Beschwerden bedeuten.
- Für eine umfassende Diagnose und professionelle Beratung.

Unsere Meinung:

Heimtests können interessante Einblicke geben. Bei ernsthaften Sorgen um deine Gesundheit ist der Weg zum Arzt oder Heilpraktiker aber immer die beste Wahl. Sie können deine Situation ganzheitlich beurteilen und dir gezielt helfen.

WELCHER HISTAMIN-TYP BIST DU? ENTDECKE ES JETZT MIT UNSEREM SELBSTTEST!

Dein Arzt oder Heilpraktiker hat dir bestätigt, dass du an einer Histamin-Erkrankung leidest – ein wichtiger Schritt, um die Ursache deiner Beschwerden zu verstehen. Nutze diese Diagnose als Chance, aktiv an deiner Gesundheit zu arbeiten! Lass dir unbedingt deine Laborwerte aushändigen. Sie helfen dir nicht nur, die Werte zu erkennen, die außerhalb der Norm liegen, sondern bieten auch eine wertvolle Grundlage für spätere Vergleiche, wenn du Fortschritte machst und dich besser fühlst.

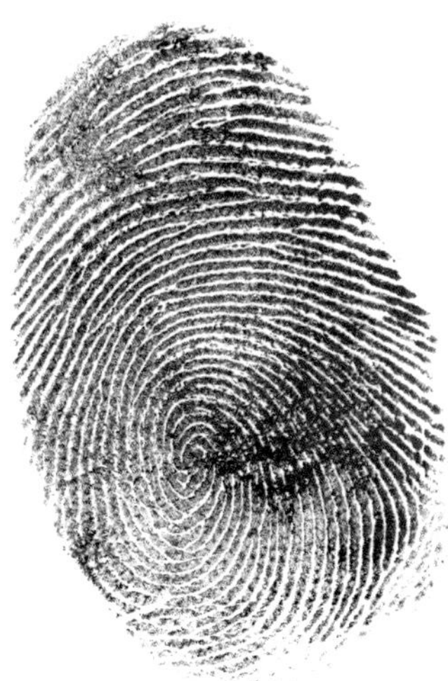

CHECK

Check deinen Histamin-Typ

Die Diagnose ist nicht das Ende der Reise, sondern der Startpunkt für eine neue Phase deines Lebens. Jetzt beginnt die spannende Zeit, in der du aktiv an deiner Gesundheit arbeiten kannst. Nutze diese Chance, um deine Lebensweise anzupassen, neue Strategien zu entwickeln und dich auf den Weg zur Besserung zu machen. Jeder Schritt, den du jetzt gehst, bringt dich näher zu einem gesünderen und erfüllteren Leben.

Keine Sorge, wir packen das gemeinsam an!

In unserer langjährigen Arbeit mit Histamin-Problemen haben wir eine interessante Entdeckung gemacht: Die meisten Menschen mit Histamin-Beschwerden lassen sich in vier Hauptgruppen einteilen. Wir nennen sie die »Histamin-Typen«.

Die vier Histamin-Typen im Überblick

1. **Der Darm-Lunge-Typ**
   - Hauptbeschwerden im Verdauungstrakt und den Atemwegen
   - Typische Symptome: Blähungen, Durchfall, Atemnot
   - Häufig DAO-Mangel im Darm und im Blut
   - Hohe Histamin-Werte in Blut und Stuhl

2. **Der Histadelie-Typ**
   - Fokus: zentrales Nervensystem
   - Mögliche Symptome: Stimmungsschwankungen, Schlafprobleme, Konzentrationsschwierigkeiten
   - Häufig HNMT-Mangel mit SAMe-Mangel
   - Hohe Methylhistamin-Werte im Urin

3. **Der Hormon-Typ**
   - Kennzeichen: Hormonelle Schwankungen beeinflussen den Histamin-Spiegel
   - Häufig bei Frauen während des Zyklus oder in den Wechseljahren oder mit chronischen Schilddrüsenerkrankungen

- Häufig DAO-Mangel im Blut (Schwankungen möglich)
- Hohe Histamin-Werte im Blut

4. **Der MCAD-Typ**
   - Besonderheit: systemische Mastzellaktivierung
   - Symptome: vielfältig und häufig schwer, können in verschiedenen Organen auftreten
   - Häufig sehr hohe Histamin-Werte im Blut und/oder Stuhl
   - Niedrige DAO-Werte in Blut und Stuhl
   - Hohe Methylhistamin-Werte im Urin
   - Manchmal: Tryptase erhöht

Denk daran: Jeder Mensch ist einzigartig. Du kannst auch Merkmale verschiedener Typen in dir vereinen. Das Wichtigste ist, dass du lernst, auf deinen Körper zu hören und zu verstehen, was er dir sagen will.

Warum ist dein Histamin-Typ wichtig?

Histamin-Probleme können sich auf ganz unterschiedliche Weise äußern – je nachdem, welches Organsystem besonders betroffen ist. Zu wissen, welchem Typ du angehörst, kann dir helfen, deine Beschwerden besser zu verstehen und gezielter anzugehen.

Dein Histamin-Typ verrät dir:

- Wo sich Histamin in deinem Körper bemerkbar macht
- Welche spezifischen Symptome auftreten können

Diese Erkenntnisse sind Gold wert! Denn sie ermöglichen dir, deinen Körper maßgeschneidert zu unterstützen:

- mit passenden Medikamenten
- durch gezielte Nahrungsergänzungsmittel
- über weitere typgerechte Maßnahmen

CHECK

Der Histamin-Typ-Test

Vielleicht hast du schon unseren aufschlussreichen Test im Ratgeber »Der Histamin-Irrtum« gemacht? Falls ja, weißt du ja bereits, welcher Histamin-Typ du bist. Super! Du kannst die folgenden Seiten überspringen. Wenn nicht, keine Sorge – du kannst ihn auch gleich hier machen!

So funktioniert der Histamin-Typ-Test:

1. Lies die Fragen aufmerksam durch.
2. Wähle die Antwort, die am besten zu dir passt.
3. Zähle am Ende die Anzahl der Kreuze zusammen.

Bereit für eine spannende Entdeckungsreise? Los geht's!

Welcher Histamin-Typ bin ich?

Symptom	Trifft zu	X
Mein Puls steigt nach histaminreichen Mahlzeiten um mehr als 20 Schläge pro Minute an.	A + D	
Ich habe nach einer Belastung erst ab dem 2. Tag starken Muskelkater.	D	
Ich wache oft um drei Uhr auf.	B + C + D	
Ich habe eine instabile Halswirbelsäule / ein HWS-Syndrom.	C + D	
Ich blute bei kleineren Verletzungen lange nach.	D	
Ich neige zu blauen Flecken.	D	
Obwohl ich histaminarm esse, habe ich histamintypische Symptome, wie Urtikaria oder Juckreiz.	A + D	

Symptom	Trifft zu	X
Ich bin manchmal sehr schwach und schaffe es kaum aufzustehen.	D	
Ich vertrage viele Probiotika nicht.	A + D	
Ich bekomme immer wieder plötzlich Schwellungen um den Mund herum (Angioödem).	D	
Ich habe oft ein Hitzegefühl im Gesicht oder am ganzen Körper.	B	
Ich leide unter einem starken Speichelfluss.	C	
Ich bin sehr schläfrig nach einer histaminreichen Mahlzeit.	A + D	
Ich leide an einer interstitiellen Cystitis (chronische Blasenentzündung).	D	
Ich habe ein hyperreagibles Bronchialsystem und Reizhusten.	A + D	
Ich leide unter Kribbeln und Prickeln am (ganzen) Körper.	D	
Wenn ich mich hinlege, kann ich oft meinen Puls schlagen hören.	B + C+ D	
Ich habe Einschlafstörungen.	B + C + D	
Ich habe Durchschlafstörungen.	B + C + D	

CHECK

CHECK

Symptom	Trifft zu	X
Ich fühle mich oft grundlos unruhig und getrieben.	B + C + D	
Ich fühle mich innerlich zittrig.	C + D	
Ich habe viele Nahrungsmittelunverträglichkeiten und Nahrungsmittelallergien.	A + D	
Ich habe oft Herzstolpern.	A + B + D	
Ich leide unter Herzrasen.	B + D	
Ich habe oft trockene, brennende Augen.	D	
Ich leide an Asthma / chronischer Bronchitis.	A + D	
Ich habe oft Migräne oder häufig starke Kopfschmerzen.	C + D	
Mein Blutdruck ist oft erniedrigt und mein Ruhepuls hoch.	B + C + D	
Ich leide unter Hautausschlägen/Urtikaria.	A + D	
Ich habe Neurodermitis oder Psoriasis.	A + D	
Ich leide an Fibromyalgie (Weichteilrheuma).	D	
Bei mir wurde eine KPU oder HPU festgestellt.	A + B + C + D	

Symptom	Trifft zu	X
Ich vertrage Rotwein nicht.	A + C + D	
Ich vertrage keinen Alkohol.	A + C + D	
Ich habe starke Schmerzen während der Periode.	B + D	
Ich bin zeugungsunfähig.	D	
Ich habe Angst- und Panikstörungen.	C + D	
Ich tendiere zu Wassereinlagerungen.	B + D	
Ich werde nicht schwanger, ohne erkennbaren Grund.	B + D	
Ich leide unter Osteopenie oder Osteoporose.	D	
Ich hatte bereits Fehl- oder Frühgeburten.	B + D	
Ich leide unter dem Restless-Legs-Syndrom.	D	
Ich habe verschiedene Allergien (Heuschnupfen, Nahrungsmittelallergien).	A	
Ich habe schon Anaphylaxien erlebt.	D	
Ich habe eine Konversionsstörung der Schilddrüsenhormone (Low-T3-Syndrome).	B + D	

CHECK

Symptom	Trifft zu	X
Ich neige zu oder habe immer wieder Depressionen bzw. depressive Verstimmungen.	C + D	
Ich habe starke Konzentrationsstörungen/ADS/ ADHS.	C + D	
Ich habe manchmal extremen Durst.	B + D	
Ich leider ständig unter Aphten (Geschwüre) und Entzündungen im Mund.	D	
Ich habe beidseitigen Tinnitus, der unterschiedlich stark ausgeprägt ist.	D	
Ich habe chronischen Schnupfen.	A + D	
Ich neige zu Durchfällen.	A + D	
Ich habe Magenprobleme, wie Gastritis, Sodbrennen.	A	
Meine Schilddrüse ist schwer mit Medikamenten einstellbar.	B + D	
Ich habe manchmal Fieberschübe oder erhöhte Temperatur ohne erkennbaren Grund.	D	
Ich habe manchmal starke Gelenkschmerzen, aber kein Rheuma.	D	
Ich leide oft an »Brainfog« (Gehirnnebel). Ich kann dann nicht klar denken.	C + D	

Symptom	Trifft zu	X
Ich fühle mich oft sehr erschöpft.	C + D	
Ich habe eine Schilddrüsenerkrankung.	B + D	
In meinen Schwangerschaften gab es Komplikationen, wie zum Beispiel eine Präeklampsie.	B + D	
Ich leide an Long Covid	D	

Bitte addiere nun die Anzahl der Buchstaben, bei denen du ein Kreuz gesetzt hast. Bei einem Buchstabenfeld mit mehreren Buchstaben zählen alle aufgeführten.

Anzahl A: _____ Kreuze

Anzahl B: _____ Kreuze

Anzahl C: _____ Kreuze

Anzahl D: _____ Kreuze

Wo hast du am häufigsten dein Kreuz gesetzt?

Mein Histamin-Typ ist:

____

Du hast die meisten Kreuze bei »A« gesetzt?

Du gehörst vermutlich zum Darm-Lunge-Typ. Lass uns das näher betrachten:

Ursprung im Verdauungssystem

- Dein Histamin-Problem beginnt wahrscheinlich im Magen-Darm-Trakt.
- Wichtig: Es liegt nicht am DAO-Enzym allein!

Mögliche Ausbreitung

- Die Beschwerden können sich auf andere Körperbereiche ausdehnen.
- Häufig sind Haut und Schleimhäute betroffen.

Vielfältige Ursachen

- Es gibt viele Gründe für Histamin-Probleme im Verdauungssystem.
- Eine genaue Untersuchung ist daher sehr wichtig.

Dein nächster Schritt

- Suche einen erfahrenen Arzt oder Heilpraktiker auf.
- Eine gründliche Abklärung hilft, die richtige Behandlung zu finden. Oft stecken hinter hohen Histamin-Werten im Darm verschiedene Gründe:
  → entzündliche Darmerkrankungen
  → SIBO (bakterielle Fehlbesiedelung des Dünndarms)
  → andere Darmstörungen
- Zusätzlich ist es wichtig, mögliche Allergien zu erkennen und zu behandeln.

Keine Sorge: Mit der richtigen Unterstützung kannst du deine Beschwerden in den Griff bekommen!

Du hast die meisten Kreuze bei »B« gesetzt?

Dann bist du wahrscheinlich der Hormon-Typ. Lass uns das erläutern:

Histamin wirkt als Kommunikator

- Histamin hilft deinen Mastzellen und Nervenzellen, mit wichtigen Hormondrüsen zu »sprechen«.
- Diese Drüsen sind: Schilddrüse, Eierstöcke/Hoden und Nebennieren.

Was passiert bei einem Ungleichgewicht?

- Wenn eines dieser Systeme aus der Balance gerät, kann ein dauerhaft erhöhter Histamin-Spiegel die hormonellen Beschwerden verstärken.

Mit dem richtigen Wissen kannst du aktiv werden und deine Gesundheit positiv beeinflussen!

Du hast die meisten Kreuze bei »C« gesetzt?

Vermutlich gehörst du zum Histadelie-Typ. Das bedeutet:

- Dein Körper hat möglicherweise Schwierigkeiten, Histamin abzubauen (HNMT-Störung).
- Oder deine Mastzellen und Neuronen im Gehirn produzieren zu viel Histamin.

Der Begriff »Histadelie« geht auf den amerikanischen Psychiater Dr. Carl Pfeiffer zurück, der erstmalig Histamin-Probleme bei Patienten mit psychischen Störungen genauer untersuchte. Erhöhte Histamin-Werte können andere Botenstoffe im Gehirn aus dem Gleichgewicht bringen. Das kann zu verschiedenen Beschwerden führen:

- Angst- und Panikattacken
- Schlafstörungen
- Kopfschmerzen
- Depressionen
- Konzentrationsstörungen

Um deine Symptome langfristig zu verbessern, ist es wichtig, die genauen Ursachen zu finden.

Du hast die meisten Kreuze bei »D« gesetzt?
Dann könntest du ein MCAD-Typ sein.

MCAD steht für systemische Mastzellaktivierungserkrankung. Diese Gruppe umfasst viele verschiedene Krankheiten; die häufigste Form ist das systemische Mastzellaktivierungssyndrom (MCAS). Wenn bei dir der Verdacht auf eine MCAD besteht, möchten wir dir gerne ein paar hilfreiche Tipps geben:

1. Dein erster Ansprechpartner: Ein erfahrener Arzt ist dein bester Verbündeter. Er kann dir mit den richtigen Untersuchungen und einer maßgeschneiderten Therapie zur Seite stehen.

2. Individuelle Behandlung: In vielen Fällen können spezielle Medikamente wahre Wunder wirken. Dein Arzt wird dir die passenden verschreiben und dich bei der Einnahme begleiten.

Viele MCAD-Betroffene haben sehr positive Erfahrungen mit unserem Programm gemacht. Es könnte auch für dich eine wertvolle Ergänzung zur schulmedizinischen Therapie sein!

Gratulation! Du hast nun Einblick in deinen individuellen Histamin-Typ gewonnen und verstehst besser, wie ein Übermaß an Histamin dein Wohlbefinden konkret beeinflussen kann. Dieser Erkenntnisgewinn ist ein wichtiger erster Schritt auf deinem Weg zu mehr Gesundheit und Lebensqualität.

Wir haben alle wichtigen Informationen zu jedem Histamin-Typ sowie passende Nahrungsergänzungsmittel und Pflanzenstoffe übersichtlich für dich zusammengestellt:

Im Anhang dieses Buches findest du eine kompakte Übersicht für jeden Typen.
Ausführliche Details gibt's zudem in unserem Ratgeber »Der Histamin-Irrtum«.

Notizen

DEIN HISTAMIN-FASS: WAS BRINGT ES ZUM ÜBER- LAUFEN?

Du hast jetzt Klarheit über deine Histaminose und deinen Histamin-Typ. Das ist ein wichtiger erster Schritt. Nun geht's ans Eingemachte: Wir spüren gemeinsam auf, was genau deine persönliche Histamin-Überempfindlichkeit auslöst.

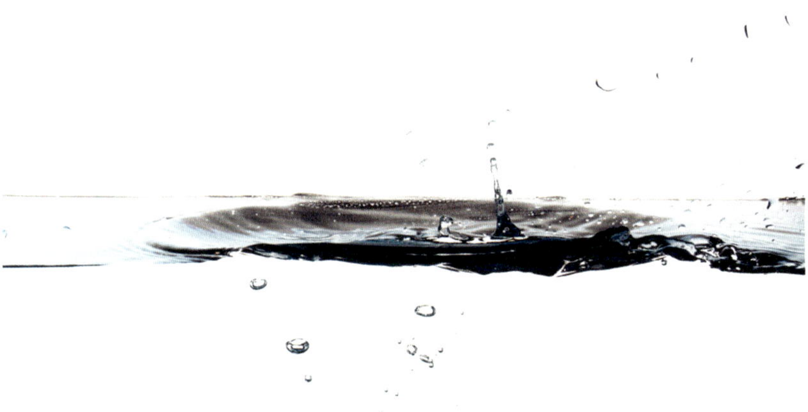

Finde den Übeltäter – was dein Fass wirklich füllt

Stell dir dein Histamin wie ein Fass vor:

- Ein gesunder Körper hält das Fass im Gleichgewicht.
- Bei dir läuft das Fass manchmal über.

Was wir gemeinsam herausfinden werden:

1. Welche Faktoren füllen dein Fass?
2. Wann läuft es über?
3. Wie können wir den Prozess stabil halten?

In unserem Buch »Der Histamin-Irrtum« erklären wir:

- Ein gesunder Körper regelt seinen Histamin-Spiegel selbst.
- Histamin kommt aus zwei Quellen:
  1. Nahrung
  2. körpereigene Produktion (in Mastzellen und Nervenzellen)

Normalerweise bleibt der Histamin-Spiegel stabil.

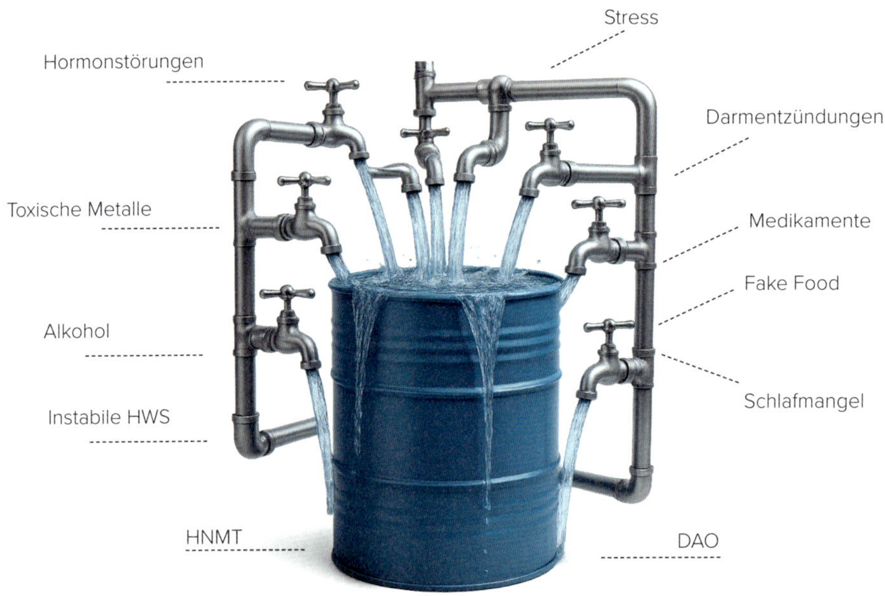

Solange das Fass nicht überläuft, bleibst du beschwerdefrei. Ein kontinuierlicher Anstieg führt jedoch zum Überlaufen, was sich in den dir bekannten Symptomen äußert.

Bei dir scheint etwas aus dem Gleichgewicht geraten zu sein. Lass uns gemeinsam herausfinden, warum! Das Ziel ist, dein Histamin-Fass im Gleichgewicht zu halten und dir so zu einem beschwerdefreien Leben zu verhelfen.

Wie bereits im Buch »Der Histamin-Irrtum« beschrieben, möchten wir das **Prinzip des Histamin-Fasses** hier noch einmal kurz zusammenfassen:

- Der Füllstand des Fasses symbolisiert den Histamin-Spiegel in deinem Körper.
- Einflussfaktoren: Verschiedene Belastungen wie bestimmte Lebensmittel, Stress oder Infektionen können das Fass füllen.
- Abfluss durch Enzyme: Die Enzyme DAO (Diaminoxidase) und HNMT (Histamin-N-Methyl-Transferase) sorgen für den Abbau von Histamin und verhindern so ein Überlaufen.

Auslöser entdecken und verstehen

Es ist wichtig, die individuellen Auslöser deiner Histaminose aufzuspüren und zu verstehen. Stell dir dein Histamin-Fass wie ein Regenfass vor. Es füllt sich nicht von heute auf morgen, sondern ganz allmählich:

- Jeden Tag kommen ein paar Tropfen dazu.
- Über Wochen und Monate steigt der Pegel langsam an.
- Irgendwann ist es randvoll – und dann läuft es über ...

Das Überlaufen – also deine Beschwerden – passiert nicht plötzlich. Es ist eher wie bei einem Glas, das du immer wieder ein kleines bisschen nachfüllst. Irgendwann kommt der Tropfen, der es zum Überlaufen bringt.

Was du wissen solltest:
Meist ist es nicht nur eine Sache, sondern mehrere zusammen. Zum Beispiel: Dein Körper baut Histamin nicht gut ab (schwache DAO) und dein Darm ist gereizt.

So kommen wir der Sache auf die Spur:

1. Wir identifizieren alle Tropfen, die dein Fass füllen.
2. Dann kümmern wir uns um jeden einzelnen.
3. Das braucht Zeit und Geduld – aber es lohnt sich!

Denk dran: Nur wenn wir verstehen, woher deine Beschwerden wirklich kommen, können wir sie dauerhaft verbessern. Es ist wie ein Detektivspiel, und du bist der Hauptermittler!

Im Buch »Histamin-Irrtum« haben wir bereits ausführlich erklärt, welche Faktoren dein Histamin-Fass füllen können. Damit du wieder auf dem neuesten Stand bist, lass uns die wichtigsten Punkte kurz zusammenfassen. Diese Auffrischung hilft dir, die Zusammenhänge besser zu verstehen und gezielt anzugehen.

Bereit? Los geht's!

Gene und Enzyme: Das Erbe der Histamin-Empfindlichkeit

Um dein Histamin-Fass zu leeren, hast du zwei »Abflüsse« in Form von zwei Enzymen:

- DAO (Diaminoxidase)
- HNMT (Histamin-N-Methyl-Transferase)

Betrachten wir zunächst die DAO

- Was macht die DAO? Sie baut Histamin ab, das du über dein Essen aufnimmst und das während der Periodenblutung freigesetzt wird.
- DAO arbeitet hauptsächlich in deinem Darm und in den Nieren.

- Was bedeutet ein DAO-Mangel? Ein DAO-Mangel bedeutet, dass dein Enzym zu langsam arbeitet und daher das Abflussrohr verstopft ist.

Merke:
Ausreichend DAO = klarer, schneller Abfluss
DAO-Mangel = langsamer, verstopfter Abfluss

Es gibt zwei Arten von DAO-Mangel:

1. Angeborener DAO-Mangel
   - Liegt in deinen Genen (»schlechte« Gene).
   - Manche Menschen haben von Natur aus schnellere oder auch langsamere DAO-Enzyme.
2. Erworbener DAO-Mangel
   Dieser kann entstehen durch:
   - zu wenig Kupfer (DAO braucht Kupfer zum Arbeiten)
   - zu wenig Cofaktoren, wie Vitamin B6, Zink und Magnesium
   - Darmentzündungen
   - Alkohol und Kaffee (bremsen DAO aus)
   - Stress (Todfeind der DAO)
   - bestimmte Medikamente (siehe unsere Checkliste Seite 147)

Gut zu wissen:
Jeder Mensch hat eine andere »DAO-Geschwindigkeit«. Menschen mit schnellem DAO vertragen oft mehr Histamin im Essen als solche mit langsamer DAO. Später zeigen wir dir, wie du deinen DAO-Helfern unter die Arme greifen kannst!

Um dein Histamin-Fass zu leeren, hast du neben der DAO einen weiteren Abfluss, ein weiteres Enzym:

- HNMT (Histamin-N-Methyl-Transferase)

Was macht HNMT?

HNMT ist wie ein fleißiger Helfer, der Histamin aufräumt, besonders in:

- Gehirn
- Leber
- Lunge

Was bedeutet ein HNMT-Mangel?

In diesem Fall arbeitet das Enzym zu langsam. Wenn HNMT nicht richtig funktioniert, ist es, als ob der Abfluss verstopft wäre:

- Das Histamin fließt langsamer ab.
- Es kann sich ansammeln.
- Du könntest mehr Beschwerden spüren.

Merke:
Ausreichend HNMT = klarer, schneller Abfluss
HNMT-Mangel = langsamer, verstopfter Abfluss

Die HNMT kümmert sich hauptsächlich um das Histamin, das dein Körper selbst produziert.

Es gibt zwei Arten von HNMT-Mangel:

1. Angeborener HNMT-Mangel
   - Liegt in deinen Genen begründet.
   - Bestimmte Genvarianten führen dazu, dass HNMT nicht so gut arbeitet.

2. Erworbener HNMT-Mangel
   - Entsteht meist durch zu wenig SAMe (S-Adenosyl-Methionin).
   - SAMe ist der »Treibstoff« für HNMT.

Ein Mangel an HNMT (Histamin-N-Methyl-Transferase) lässt sich lediglich indirekt nachweisen – durch einen erhöhten Methylhistamin-Wert im Körper. Dieser wird im Urin gemessen.

Wie sind deine Werte	1. Messung	2. Messung	3. Messung
Mein Histaminwert ist			
Mein DAO-Wert im Stuhl ist			
Mein DAO-Wert im Blut ist			
Mein Methylhistamin-Wert ist			

Bei dir wurde ein DAO- oder HNMT-Mangel diagnostiziert? Das bedeutet, dass die »Abflussrohre« deines Histamin-Fasses nicht optimal funktionieren, sodass sich Histamin leichter ansammeln kann. Auf der Seite 142 findest du deine individuelle »Rohr-frei«-Strategie, die dir hilft, den richtigen Weg zu mehr Balance und Wohlbefinden einzuschlagen.

Medikamente als Histamin-Booster

Manche Medikamente wirken wie unsichtbare Tropfen, die dein Histamin-Fass weiter füllen – und manchmal sogar zum Überlaufen bringen. Eine Vielzahl von Medikamenten kann den Histamin-Haushalt beeinflussen, entweder indem sie Histamin freisetzen oder den Abbau durch Hemmung der Diaminoxidase (DAO) behindern.

Aber keine Sorge – nicht jeder reagiert gleich empfindlich darauf. Manche Menschen mit Histamin-Problemen reagieren empfindlich auf bestimmte Medikamente, während andere sie problemlos vertragen. Wenn du ein solches Medikament einnimmst, heißt das nicht automatisch, dass es bei dir zu Beschwerden kommt.

Jetzt bist du an der Reihe!

Musst du dauerhaft Medikamente einnehmen? Wenn ja, bitte notiere hier alle Medikamente, die du dauerhaft einnimmst. Schau dir die Liste auf Seite 147 an, um herauszufinden, ob dein Medikament möglicherweise mit deiner Histamin-Problematik zusammenhängt. Dort findest du auch hilfreiche Tipps, wie du weiter vorgehen kannst.

Notizen

Stress und Histamin: Ein Teufelskreis auf Hochtouren

Hast du dich schon mal gefragt, warum deine Histamin-Symptome schlimmer werden, wenn du gestresst bist? Lass uns einen Blick darauf werfen, wie Stress und Histamin zusammenhängen.

Zunächst einmal: Stress ist ein natürlicher Teil unseres Lebens und nicht grundsätzlich schlecht. Das eigentliche Problem entsteht erst, wenn Stress zur **Dauer**belastung wird.

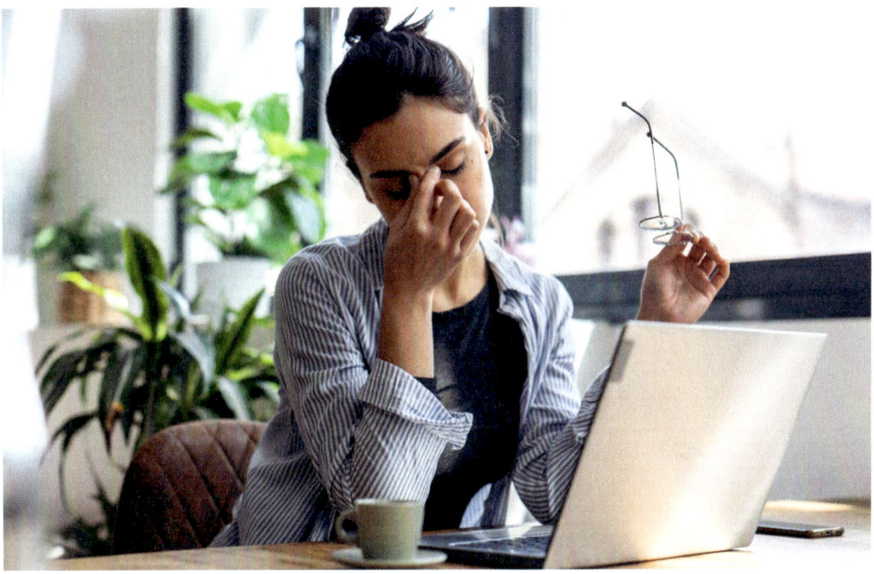

Foto: Josep Suria/shutterstock.com

Unser Nervensystem hat zwei wichtige Bereiche:

1. Den Sympathikus: Er macht uns aktiv und leistungsbereit.
2. Den Parasympathikus: Er sorgt für Entspannung und Erholung.

Bei anhaltendem Stress gerät dieses System aus dem Gleichgewicht:

- Der Sympathikus ist ständig aktiviert.
- Der Parasympathikus kommt zu kurz.

Dieses Ungleichgewicht führt dazu, dass sich der Histamin-Spiegel in unserem Körper immer weiter aufbaut – wie in einem Fass, das langsam, aber stetig überzulaufen droht. **Dauerstress** kann also indirekt zu einer Erhöhung des Histamin-Spiegels führen und damit Beschwerden einer HIT verstärken. Das kann man sich so vorstellen:

1. **Stress-Alarm** Dein Körper geht in Alarmbereitschaft, der Sympathikus wird aktiviert.
2. **Hormon-Feuerwerk** Stresshormone wie Adrenalin und Cortisol werden ausgeschüttet.
3. **Mastzellen werden aktiv** Diese Hormone wecken deine Mastzellen auf.
4. **Histamin-Flut** Die Mastzellen setzen viel Histamin frei.

Dazu kommt noch, dass chronischer Stress die DAO-Enzymaktivität reduziert, die für den Histamin-Abbau zuständig ist. Ohne ausreichend DAO bleibt Histamin länger im Körper.

Der Teufelskreis

Stress → mehr Histamin → mehr Symptome → mehr Stress → ...

Histamin aktiviert über H3-Rezeptoren im Gehirn Botenstoffe, die wiederum auf die Nebennieren wirken und Cortisol ausschütten lassen. Angst- und Unruhezustände sind die Folge.

Wusstest du schon?

- Auch positiver Stress (wie Aufregung vor einem schönen Ereignis) kann diesen Kreislauf auslösen.
- Dauerstress kann deinen Darm beeinträchtigen und so den Histamin-Abbau erschweren.

Menschen, die ständig mit einem hohen Histamin-Spiegel kämpfen, sind nach unserer Erfahrung oft besonders feinfühlig bzw. hochsensibel – wie kleine Seismographen, die jede noch so kleine Erschütterung wahrnehmen. Ihr

Nervensystem reagiert empfindlich auf äußere Einflüsse und Stress geht ihnen schnell nahe. Interessant dabei: Selbst das Herz besitzt Histamin-Rezeptoren, was zeigt, wie eng Körper und Emotionen miteinander verbunden sind. Stell dir nun deine Mastzellen wie kleine, eifrige Wächter in deinem Körper vor. Wenn du gestresst bist, gehen bei ihnen sofort alle Alarmglocken an! Die winzigen Helfer sind sozusagen deine körpereigene Stresspolizei. Sobald du auch nur ein bisschen Anspannung spürst, stehen sie stramm und sind bereit, Histamin freizusetzen. Es ist, als hätten sie ein besonders feines Gespür für deine Gefühle.

Also, immer wenn du merkst, dass dein Stresspegel steigt, denk dran: Deine Mastzellen sind gerade in Hab-Acht-Stellung und warten nur darauf, in Aktion zu treten.

Du hast bereits gelernt: Stress ist nicht nur ein Gefühl – er hat handfeste Auswirkungen auf deinen Körper. Er aktiviert dein Nervensystem und lässt Histamin aus deinen Mastzellen und Nervenzellen strömen. Bei manchen mehr, bei anderen weniger. Wenn Stress deine Mastzellen besonders auf Trab bringt, ist es umso wichtiger, dass du weißt, was dich stresst.

Wenn man sich das alles vor Augen führt, ist das doch ein guter Grund, öfter tief durchzuatmen und sich zu entspannen, oder? Und Entspannung kann man tatsächlich lernen. Stressmanagement ist wie ein Muskel – je mehr du ihn trainierst, desto stärker wird er. Wir haben es am eigenen Leib erfahren: Während Kyra unter Zeitdruck ächzt, bringen unerwartete Planänderungen Saschas Nerven zum Flattern. Und du? Was lässt dein Stressbarometer in die Höhe schnellen?

Lass uns erst einmal schauen, was Stress **speziell für dich** bedeutet. Vielleicht ist es der Zeitdruck, der dich morgens aus dem Bett treibt? Oder sind es die Meetings mit deinen Kollegen, die dich nervös machen? Jeder hat seine eigenen Stressquellen – und genau die wollen wir gemeinsam entdecken. Lass uns deine Stressoren identifizieren und einen Plan entwickeln, wie du sie in den Griff bekommst!

Fühlst du dich oft gestresst?
Kennst du bereits deine Stressoren?

Jetzt bist du an der Reihe!

Notizen

Du kennst deine Stressoren noch nicht? Kein Problem! Wir laden dich herzlich ein, mit einem Stresstagebuch Schritt für Schritt herauszufinden, was dich belastet. So kannst du nicht nur Klarheit gewinnen, sondern auch gezielt daran arbeiten, dein Leben entspannter und ausgeglichener zu gestalten.

Dein Stresstagebuch: Dein Tool für innere Ruhe!
Ein Stresstagebuch ist dein unverzichtbares Tool zur Stressbewältigung. Hier sind die Gründe, warum es so unglaublich nützlich ist:

1. **Stress reduzieren** Durch das Aufschreiben von Gedanken und Gefühlen kannst du Stress und Ängste abbauen. Studien zeigen, dass das Schreiben über belastende Ereignisse den Cortisolspiegel senkt und Symptome von Angst und Depression verringert. Und alles, was den Cortisolspiegel senkt, senkt auch einen erhöhten Histamin-Spiegel.
2. **Klarheit im Kopf** Das Journaling hilft dir, deine Gedanken zu ordnen und geistige Klarheit zu gewinnen. Es befreit dich von Chaos im Kopf.
3. **Stressauslöser identifizieren** Ein Stresstagebuch ermöglicht dir, die spezifischen Situationen, Gedanken oder Menschen zu erkennen, die deinen Stress auslösen. Mit dieser Erkenntnis kannst du gezielt dagegen vorgehen.
4. **Persönliches Wachstum fördern** Durch regelmäßiges Schreiben kannst du deine emotionalen Muster erkennen und ändern. Du gewinnst Einblicke in deine Fortschritte und stärkst dein Selbstvertrauen.

Du wirst dieses Tagebuch hoffentlich lieben lernen!

Bist du bereit, deinen inneren Zen-Meister zu erwecken?

Los geht's!

So rockst du dein Stresstagebuch

Tägliche Mini-Auszeit Gönne dir jeden Tag 5 Minuten Quality-Time mit dir selbst. Nimm dir bewusst Zeit, über stressige Momente nachzudenken. Was löst den Stress aus? Wie reagierst du?

Mach eine Stress-Liste Schreib alle Situationen auf, die dich an dem Tag belastet haben. Gib jeder Situation eine Nummer von 1 bis 10. Wie stark stresst sie dich?

Situations-Snapshot Fange die Momente des Tages ein, die dich aus der Bahn werfen wollten.

Gefühls-Check Welche Emotionen haben dich heute überrascht?

Symptom-Check Höre auf die leisen Signale deines Körpers.

Profi-Tipps für Einsteiger

- Routine ist dein Freund: Finde deine perfekte Schreib-Zeit und bleib dran!
- Authentizität ist wichtig: Sei so echt wie möglich – dein Tagebuch ist dein größter Fan.
- Kreativität erwünscht: Lass deiner Fantasie freien Lauf – Sticker, Farben, alles erlaubt!

So könnte ein kurzer Eintrag aussehen:
Datum: 13. März 2025
Situation: Präsentation im Haifischbecken (aka Meeting mit Kollegen)
Gefühlschaos: Nervosität und Unsicherheit versuchten, die Oberhand zu gewinnen.
Körper-Alarm-Anzeichen: Herzklopfen wie nach einem Marathon, Schweißausbrüche à la Tropenklima.

Jeder Eintrag in deinem Stresstagebuch ist ein Schritt näher zu deinem entspannten Ich. Du hast die Power, dein Leben in eine stressfreie Zone zu verwandeln. Auf geht's, deine Reise zur inneren Ruhe beginnt jetzt!

CHECK

Stresstagebuch – Tagesprotokoll

Datum: ____________________ Uhrzeit: ____________________

Situation

Was ist heute vorgefallen, das mich gestresst hat?

Gefühlschaos

Wie habe ich auf die Situation reagiert?

Körper-Alarm-Anzeichen (Symtome):

Wie hat mein Körper reagiert?

Du bist schon auf dem richtigen Weg! Gratulation!

Mit der Identifizierung deiner persönlichen Stressoren hast du bereits einen wichtigen ersten Schritt gemacht. Das ist wie eine Landkarte, die dir hilft, Stressfallen im Alltag zu erkennen und zu entschärfen.

Dein Weg zu noch mehr Entspannung führt weiter auf Seite 149. Dort stellen wir dir weitere effektive Strategien für einen entstressten Alltag vor.

Infektionen: Ungebetene Gäste im Histamin-Haushalt

Stell dir vor, dein Körper ist eine Festung und Histamin ist dein fleißiger Wachmann. Hier erfährst du, wie dieser Wachmann bei Infektionen aktiv wird.

Wie Histamin bei Infektionen hilft:

- Alarmglocke des Immunsystems: Wenn Eindringlinge (Viren oder Bakterien) kommen, läutet Histamin die Alarmglocke.
- „Straßen" werden breiter: Histamin erweitert die Blutgefäße, damit mehr Immunzellen schnell zum Ort des Geschehens gelangen.
- Verstärkte Durchblutung: Mehr Blut fließt in infizierte Bereiche, um Abwehrzellen und Nährstoffe zu liefern.
- Schmerzmelder: Histamin hilft, Schmerz zu signalisieren, damit du weißt, dass etwas nicht stimmt.

Symptome chronischer Infektionen: Woran du sie erkennen kannst
Bei chronischen Infektionen bleibt der Wachmann Histamin zu lange aktiv. Chronische Infektionen können sich auf vielfältige Weise äußern. Oft sind die Symptome unspezifisch und hängen vom Erreger sowie dem betroffenen Organ ab. Dennoch gibt es einige häufige Anzeichen, die auf eine chronische Infektion hinweisen können:

- Dauerhafte Müdigkeit und Erschöpfung – selbst nach ausreichend Schlaf fühlst du dich ausgelaugt.
- Nachtschweiß – plötzliche Schweißausbrüche in der Nacht ohne offensichtlichen Grund.

- Schmerzen in Gelenken, Muskeln oder im Rücken – wiederkehrend oder dauerhaft.
- Schlafstörungen – Probleme beim Ein- oder Durchschlafen.
- Häufige Infekte – dein Immunsystem scheint geschwächt zu sein.
- Konzentrations- und Gedächtnisprobleme – der sogenannte »Brainfog« (Gehirnnebel).
- Allgemeines Unwohlsein – ein diffuses Gefühl, krank zu sein, ohne klare Ursache.
- Leicht erhöhte Körpertemperatur (subfebrile Temperaturen) – oft unbemerkt, aber anhaltend.
- Appetitlosigkeit und Abgeschlagenheit – ein ständiges Gefühl von Schwäche.
- Schwindel oder Schwächeanfälle – ohne erkennbare Auslöser.

Diese Symptome können durch verschiedene Erreger ausgelöst werden: Bakterien wie Borrelien (Verursacher der Lyme-Borreliose) oder Helicobacter pylori, Viren wie das Epstein-Barr-Virus (EBV) oder Hepatitis B und C sowie Pilze und Parasiten. Sehr viele chronische Infektionen können mit einem erhöhten Histamin-Spiegel einhergehen.

Unsere Erfahrung zeigt, dass insbesondere Menschen des sogenannten »Darm-Lunge-Typs« oder »MCAD-Typs« häufig von chronischen Infektionen betroffen sind. Diese Infektionen bleiben oft über Jahre hinweg unentdeckt, da ihre Diagnose mitunter sehr anspruchsvoll sein kann.

Fühlst du dich ständig müde und geplagt von unerklärlichen Beschwerden, wie sie oben geschildert sind? Auf Seite 170 erfährst du, welche Schritte notwendig sind, um wieder zu deiner vollen Energie und Lebensfreude zurückzufinden.

Jetzt bist du an der Reihe!

CHECK

	Ja	Nein
Ich habe den Verdacht auf eine chronische Infektion		

Dies sind meine Symptome:

Hormonelles Chaos: Wenn der Körper aus dem Takt gerät

Hast du dich schon mal gefragt, warum Frauen häufiger von Histamin-Problemen betroffen sind? Lass uns gemeinsam entdecken, wie Hormone und Histamin zusammenwirken.

Vor allem Östrogen, das »weibliche« Hormon, spielt eine entscheidende Rolle:

- Es kurbelt die Histamin-Produktion an.
- Es schwächt gleichzeitig den Histamin-Abbau.

Das kann sich unterschiedlich zeigen, z. B.:

- Während des Zyklus: Deine Histamin-Empfindlichkeit kann schwanken, besonders:
  → zu Beginn der Periode
  → beim Eisprung
- In der Schwangerschaft: Überraschenderweise erfahren viele Frauen dann oft eine Erleichterung! Der Körper produziert in der Plazenta mehr DAO, das Histamin abbaut.
- Nach der Geburt: Die Beschwerden können zurückkehren, wenn die DAO-Produktion wieder sinkt.
- In den frühen Wechseljahren: Viele Frauen erleben verstärkte Symptome. Warum? Das Gleichgewicht zwischen Östrogen und Progesteron verändert sich. Es kommt zu extrem starken Östrogenspitzen, die unseren Histamin-Spiegel zu einer Achterbahnfahrt werden lassen.

Verstehst du jetzt besser, warum dein Körper manchmal so empfindlich reagiert? Deine Hormone und dein Histamin-Spiegel tanzen einen komplexen Tanz miteinander!

Typische Beschwerden:

- Allgemeine verstärkte Histamin-Symptome in der zweiten Zyklushäfte
- Starke Regelschmerzen aufgrund erhöhter Histamin-Freisetzung
- Bauschmerzen, Durchfälle
- Stimmungsschwankungen, Depressionen, Ängste und Unruhe
- Starke Schlafstörungen
- Kopfschmerzen

Wenn du dich in diesen Symptomen wiedererkennst, bist du wahrscheinlich der »Hormon-Typ«. Doch keine Sorge – es gibt Wege, diese Schwankungen auszugleichen und deinen Körper wieder in Balance zu bringen. Auf Seite 172 erfährst du, welche Schritte dir helfen können, deine Hormone zu regulieren und dich endlich wieder wohl in deiner Haut zu fühlen. Lass dich nicht von hormonellen Schwankungen ausbremsen!

Jetzt bist du an der Reihe!

Nimm dir einen Moment Zeit und notiere hier deine hormonellen Beschwerden. Dies ist dein persönlicher Startpunkt, um die Signale deines Körpers besser zu verstehen und aktiv etwas für dein hormonelles Gleichgewicht zu tun.

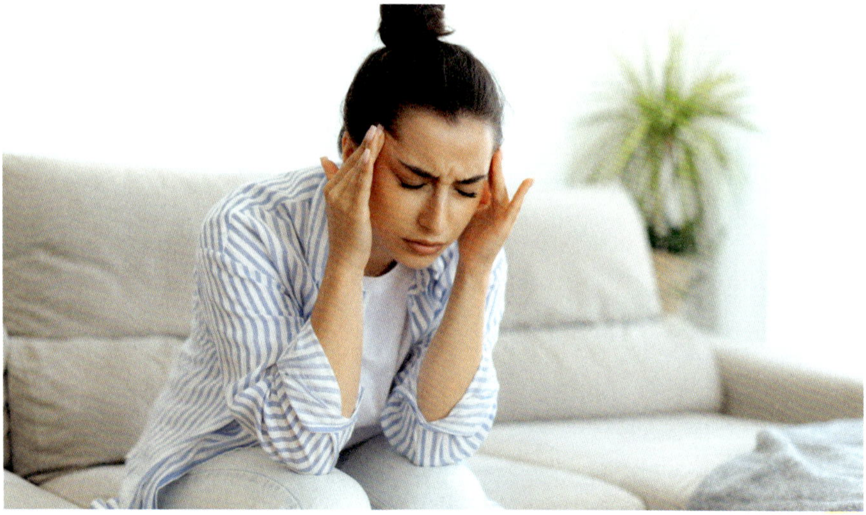

Foto: Kateryna Onyshchuk/shutterstock.com

Schreib alles auf, was dich belastet – jede Beobachtung zählt!

Schilddrüse und Histamin – ein oft übersehener Zusammenhang

Histaminose und Schilddrüsenerkrankungen, wie die Hashimoto Thyreoiditis oder Schilddrüsenunterfunktion, stehen in einem engen Zusammenhang. Beide Erkrankungen können sich gegenseitig beeinflussen und ähnliche Symptome hervorrufen.

Die Wechselwirkungen zwischen Histamin und der Schilddrüse sind gut erforscht:

- Schilddrüsenunterfunktion: Bei einer Unterfunktion steigt die Anzahl der Mastzellen im Körper, die vermehrt Histamin speichern und freisetzen. Dies kann Symptome wie Kopfschmerzen, Verdauungsprobleme oder Hautreaktionen auslösen.
- Histaminose: Ein gestörter Hormonhaushalt kann die Aktivierung von Mastzellen beeinflussen. Diese wiederum können Schilddrüsenhormone speichern und unkontrolliert freisetzen.
- Patienten mit einer Hashimoto Thyreoiditis leiden häufig auch an Histaminose. Die Entzündungen durch Hashimoto beeinträchtigen den Abbau von Histamin, da das Enzym Diaminoxidase (DAO) vermindert produziert wird.

Ein typisches Merkmal eines hohen Histamin-Spiegels bei einer Schilddrüsenunterfunktion, insbesondere bei der Hashimoto Thyreoiditis, ist, dass die Schilddrüse medikamentös »schlecht einstellbar« ist. Die Standarddosierung des Schilddrüsenhormons scheint immer mal wieder zu hoch oder zu niedrig zu sein.

Die Einnahme von Schilddrüsentabletten, wie L-Thyroxin, kann manchmal die Histamin-Ausschüttung erhöhen und damit Symptome wie Migräne, Magen-Darm-Beschwerden oder Hautreaktionen verstärken.

Deine Schilddrüse verdient Aufmerksamkeit!
Wusstest du, dass der »MCAD-Typ« und der »Hormon-Typ« häufig zusätzlich von einer Schilddrüsenerkrankung betroffen sind? Besonders oft handelt es sich dabei um die Autoimmunerkrankung Hashimoto Thyreoiditis.

Wenn du an einer Schilddrüsenstörung leidest, ist es entscheidend, dass deine Schilddrüse wieder ins Gleichgewicht kommt. Denn sie ist wie das Gaspedal deines Körpers – sie steuert deinen Stoffwechsel und beeinflusst deine Energie, Konzentration und sogar dein Wohlbefinden.

Jetzt bist du an der Reihe!

Wurde bei dir eine Schilddrüsenerkrankung festgestellt?	Ja	Nein
Meine Schilddrüse ist gesund		
Ich leide an einer Unterfunktion		
Ich leide an einer Hashimoto Thyreoiditis		

Wie du deiner Schilddrüse helfen kannst, erfährst du auf Seite 175. Lass dich inspirieren und entdecke einfache Schritte, die dir helfen, wieder voller Energie und Lebensfreude durchzustarten!

CHECK

Schlafmangel: Wie Nachtruhe deine Histamin-Balance beeinflusst

Schlafstörungen sind sehr weit verbreitet. Die Weltgesundheitsorganisation (WHO) hat Schlafmangel kürzlich als Epidemie des 21. Jahrhunderts bezeichnet.

Hast du manchmal Probleme beim Einschlafen oder Durchschlafen? Histamin könnte der Übeltäter sein! Lass uns entdecken, wie dieses kleine Molekül deinen Schlaf beeinflusst.

Histamin ist ein natürlicher Wachmacher:

- Tagsüber: Histamin macht dich wach und konzentriert.
- Nachts: Weniger Histamin hilft dir beim Einschlafen.

Wenn zu viel Histamin im Spiel ist, passiert Folgendes:

→ Einschlafprobleme: Du fühlst dich hellwach, obwohl du müde bist.
→ Frühes Aufwachen: Du wachst auf und kannst nicht mehr einschlafen.
→ Unruhiger Schlaf: Dein Körper bleibt im »Alarmzustand«.

- Schlafmangel → Das Fass füllt sich schnell.
- Ausreichend Schlaf → Das Fass bleibt im Gleichgewicht.

Du weißt bereits, dass dein Körper durch Schlaf die Möglichkeit hat, dein »Histamin-Fass« über Nacht zu leeren und wieder ins Gleichgewicht zu kommen. Ein nächtlicher hoher Histamin-Spiegel kann wiederum deinen Schlaf beeinträchtigen.

Ein Teufelskreis:
Zu wenig Schlaf → Mehr Histamin → Noch weniger Schlaf

Besonders wichtig für die Histamin-Regulation ist der Tiefschlaf. In der Tiefschlafphase regenerieren sich das Immunsystem sowie die Nerven- und Muskelzellen und Gehirn-Histamin wird zu Methyl-Histamin abgebaut. Erwachsene sollten pro Nacht etwa 1,5 bis 2 Stunden Tiefschlaf haben, um einen gesunden und erholsamen Schlaf zu gewährleisten. Dies entspricht ungefähr 15 bis 25 Prozent der gesamten Schlafzeit bei einer durchschnittlichen Schlafdauer von 6 bis 8 Stunden.

Jetzt bist du an der Reihe!

	Trifft zu ✓
Schläfst du traumhafte 7 bis 9 Stunden pro Nacht?	◯
Gleitet dein Schlaf sanft durch die Nacht, ohne störendes Aufwachen?	◯
Fühlst du dich morgens fit, erholt und bereit, die Welt zu erobern?	◯

Bist du unsicher bei einem dieser Punkte? Kein Problem – genau hier liegt deine Chance, aktiv zu werden! Deine Gesundheit verdient es, dass du ihr die Aufmerksamkeit schenkst, die sie braucht.

Unser Tipp: Starte ein Schlafjournal und führe es für 2 bis 3 Wochen – es könnte dein persönlicher Game-Changer sein!

Warum ein Schlafjournal dein Schlüssel zu besserem Schlaf ist:

1. Verborgene Muster aufdecken: Es hilft dir, die Geheimnisse deines Schlafverhaltens zu entschlüsseln.
2. Schlafkiller entlarven: Du erkennst, was deinen Schlaf fördert und was ihn stört – ganz ohne Rätselraten.
3. Gezielt optimieren: Mit diesen Erkenntnissen kannst du konkrete Schritte gehen, um deinen Schlaf nachhaltig zu verbessern.

Abendprotokoll (vor dem Zubettgehen)

1. Uhrzeit des Zubettgehens: Wann gehst du ins Bett?
2. Müdigkeit vor dem Schlafengehen: Wie müde fühlst du dich auf einer Skala von 1 bis 10?
3. Tagesverlauf: Was war heute los? Gab es besondere Ereignisse oder Herausforderungen?
4. Essen und Trinken: Was hast du heute gegessen oder getrunken, besonders in den letzten Stunden vor dem Schlafengehen?

5. Körperliche Aktivität: Hast du heute Sport getrieben oder dich körperlich betätigt?
6. Alkohol- und Koffeinkonsum: Wie viel Alkohol oder Koffein hast du heute konsumiert?

Morgenprotokoll (nach dem Aufstehen)

1. Uhrzeit des Aufstehens: Wann stehst du auf?
2. Schlafdauer: Wie lange hast du geschlafen?
3. Einschlafdauer: Wie lange hast du gebraucht, um einzuschlafen?
4. Aufwachhäufigkeit: Wie oft bist du während der Nacht aufgewacht?
5. Nächtliche Wachdauer: Wie lange hast du wach gelegen, wenn du aufgewacht bist?
6. Morgensymptome: Wie fühlst du dich heute Morgen? Müde, erholt, energiegeladen?
7. Träume: Hast du heute Nacht geträumt? Kannst du dich an den Traum erinnern?
8. Stimmung: Wie fühlst du dich heute Morgen emotional?
9. Ziele für den Tag: Was möchtest du heute erreichen?

Entdecke die Welt des Schlaf-Trackings

Du hast sicherlich schon von den verschiedenen Schlaf-Tracking-Apps gehört. Diese cleveren digitalen Helfer sind wie ein persönlicher Schlafexperte in deinem Smartphone.
Was machen Schlaf-Tracking-Apps?

- Sie beobachten deinen Schlaf die ganze Nacht.
- Sie messen, wie lange und wie gut du schläfst.
- Interessante Daten über deine Schlafgewohnheiten werden deutlich.

Die App wertet all diese Informationen für dich aus. So erhältst du wertvolle Einblicke in deine nächtliche Erholung und kannst deinen Schlaf verbessern. Du kannst z. B. auf diese Weise erfahren, ob du ausreichenden Tiefschlaf bekommst.

Hast du mit unserem Schlafjournal oder einer Tracking-App herausgefunden, dass dein Schlaf noch Verbesserungspotenzial hat? Fantastisch! Du hast damit bereits den ersten Schritt in Richtung eines energiegeladenen und erfüllten Lebens gemacht.

Jetzt liegt es in deinen Händen, deinen Schlaf auf ein neues Level zu bringen. Stell dir vor: Erholsame Nächte, voller Energie in den Tag starten und dich rundum wohlfühlen. Auf Seite 177 findest du unsere erprobten Tipps, die dir helfen, das Geheimnis eines tiefen und regenerierenden Schlafs zu entschlüsseln.

Alkohol: Der heimliche Histamin-Verstärker im Glas

Für Menschen mit Histamin-Problemen ist Alkohol oft ein Auslöser von Beschwerden – mehr als die Hälfte der Betroffenen gibt dies an.

Aber warum ist das so? Hier sind die Hauptgründe:

- **Histamin-Freisetzung (Histamin-Liberator)** Alkohol regt die Freisetzung von körpereigenem Histamin an, was zu einem Anstieg des Histamin-Spiegels führt.
- **Blockade des Histamin-Abbaus** Alkohol hemmt das Enzym Diaminoxidase (DAO), das für den Abbau von Histamin im Dünndarm verantwortlich ist. Dadurch bleibt mehr Histamin im Körper.
- **Erhöhte Durchlässigkeit der Darmschleimhaut** Alkohol macht die Darmwand durchlässiger, wodurch mehr Histamin aus der Nahrung in den Körper aufgenommen wird.
- **Histaminreiche Getränke** Viele alkoholische Getränke enthalten selbst hohe Mengen an Histamin.

Wenn Alkohol einen Histamin-Schub auslöst, kann dein Körper mit verschiedenen Beschwerden reagieren. Zu den häufigsten Symptomen gehören:

- Kopfschmerzen oder Migräne – oft schon kurz nach dem Konsum.
- Schweißausbrüche – plötzliches und unangenehmes Schwitzen.
- Verdauungsprobleme – wie Übelkeit, Blähungen oder Durchfall.

- Laufende oder verstopfte Nase – ähnlich wie bei einer allergischen Reaktion.
- Hautrötungen (Flush) – besonders im Gesicht und Dekolleté-Bereich.
- Schwindel und Herz-Kreislauf-Beschwerden – ein Gefühl von Benommenheit oder Herzrasen.
- Atembeschwerden – Engegefühl in der Brust oder Kurzatmigkeit.
- Magen-Darm-Beschwerden – allgemeines Unwohlsein im Bauchbereich.
- Schleimhautschwellungen in den Atemwegen, die das Atmen erschweren können.

Diese Beschwerden zeigen sich oft schon kurz nach dem Alkoholkonsum und können je nach individueller Empfindlichkeit unterschiedlich stark ausfallen. Besonders histaminreiche alkoholische Getränke wie Rotwein, Bier und Champagner sind dafür bekannt, solche Reaktionen zu verstärken.

Erkennst du dich in diesen Symptomen wieder? Dann bist du auf dem richtigen Weg, um deine Gesundheit zu verbessern! Lies weiter auf Seite 182 und entdecke, wie du deine Beschwerden überwinden und wieder zu deiner vollen Energie und Lebensfreude zurückfinden kannst.

Jetzt bist du an der Reihe!

Notiere, wie dein Körper auf Alkohol reagiert:

CHECK

Darm in Aufruhr: Entzündungen als Histamin-Treiber

Viele Menschen mit Darmproblemen leiden auch unter erhöhten Histamin-Spiegeln. Etwa die Hälfte der Reizdarm-Patienten hat auch eine Histaminose, ohne dass diese jemals untersucht wird. Bei den chronisch entzündlichen Darmerkrankungen, Morbus Crohn und Colitis ulcerosa, werden ebenfalls sehr oft erhöhte Histamin-Spiegel nachgewiesen. Hohe Histamin-Spiegel im Darm können Beschwerden wie Durchfall, Schmerzen, Blähungen und andere Verdauungsprobleme, z. B. eine Schwäche der Bauchspeicheldrüse, verursachen.

Was sind die häufigsten Gründe für einen hohen Histamin-Spiegel im Darm?

- Gestörter Histamin-Abbau: Chronische Entzündungen behindern die Funktion des Abbau-Enzyms DAO. Die Folge: Histamin sammelt sich im Darm an.
- Darmflora aus dem Gleichgewicht: Bestimmte Bakterien, wie z. B. Klebsiellen, produzieren viel Histamin.
- Mastzellen in Aufregung: Entzündungen regen zusätzlich die Histamin-Ausschüttung durch die Mastzellen an.

SIBO und Histamin

SIBO (Small Intestinal Bacterial Overgrowth) beschreibt eine bakterielle Überwucherung des Dünndarms, bei der sich normalerweise im Dickdarm vorkommende Bakterien im Dünndarm ansiedeln. Dies kann zu Verdauungsproblemen und weiteren Beschwerden führen. Die Diagnose erfolgt durch einen speziellen Atemtest (Wasserstoff- oder Methanmessung).

Typische Symptome bei SIBO sind:

- Blähungen, oft direkt nach dem Essen
- Durchfall oder Verstopfung
- Bauchschmerzen und Krämpfe
- Übelkeit und Gewichtsverlust
- Konzentrationsstörungen, Müdigkeit und Kopfschmerzen

SIBO kann auch zu hohen Histamin-Werten im Darm beitragen, denn:

- Bestimmte Bakterien im Dünndarm können direkt Histamin produzieren, was die Histamin-Belastung erhöht.
- Entzündungen im Darm können die Produktion des histaminabbauenden Enzyms DAO um bis zu 50 Prozent reduzieren, wodurch der Histamin-Abbau zusätzlich erschwert wird.

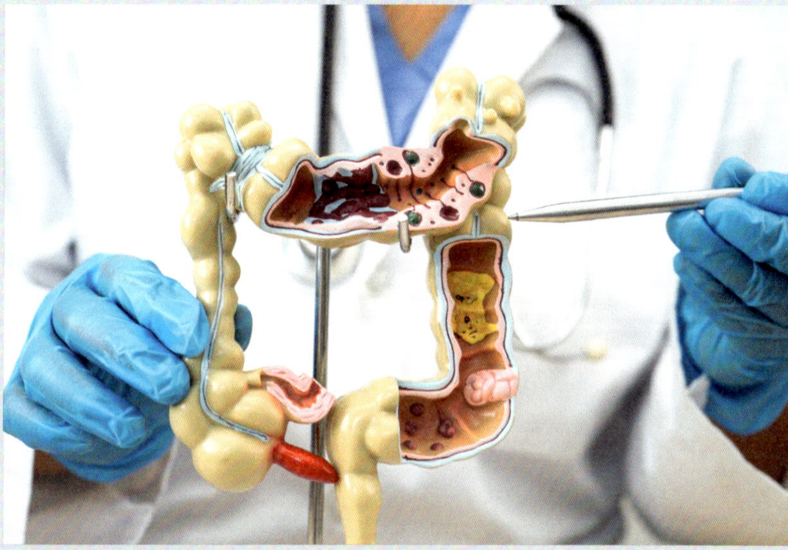

Foto: superbeststock/shutterstock.com

Leaky Gut und Histamin – Ein Teufelskreis

- Ein durchlässiger Darm (Leaky Gut) kann die Entstehung einer Histaminose begünstigen, da die geschwächte Darmbarriere vermehrt Entzündungen und Histamin-Freisetzung fördert.
- Ein hoher Histamin-Spiegel wiederum kann die Darmwand weiter schädigen und so das Leaky-Gut-Syndrom verstärken.

Verstehst du jetzt besser, wie eng Darmgesundheit und dein Histamin-Pegel zusammenhängen? Eine ganzheitliche Betrachtung ist oft der Schlüssel zur Besserung!

Jetzt bist du an der Reihe!

Notiere deine Verdauungsbeschwerden:

Wenn du dich in den oben genannten Symptomen wiedererkennst und zum »Darm-Lunge-Typ« gehörst, dann geht es jetzt spannend weiter! Schau ab Seite 185 nach und erfahre, wie du gezielt handeln kannst, um dein Wohlbefinden zu verbessern.

HWS-Probleme: Der überraschende Zusammenhang zur Histamin-Sensibilität

Hast du chronische Nackenprobleme und Histamin-Beschwerden? Die Verbindung zwischen einer instabilen Halswirbelsäule (HWS) und erhöhten Histamin-Werten ist häufiger als gedacht – wird aber oft übersehen. Insbesondere bei einem Mastzellaktivierungssyndrom liegt häufig eine instabile HWS vor.

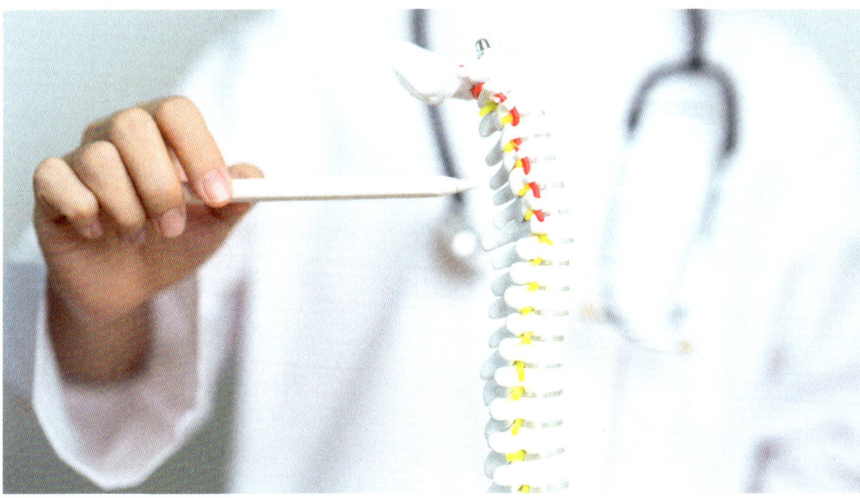

Foto: Jo Panuwat D/shutterstock.com

Was löst eine instabile HWS aus?

- Unfälle: Schleudertrauma (z. B. nach Autounfällen), Stürze auf den Kopf (besonders riskant bei Kleinkindern)
- Sportverletzungen: Überdehnungen beim Training oder Wettkampf
- Medizinische Eingriffe: Chiropraktische Manipulationen, Nackenüberstreckung während Operationen

- Alltagsereignisse: Haushaltsunfälle, abrupte Bewegungen
- Genetische Erkrankungen: Ehlers-Danlos-Syndrom (hypermobiler Typ) und Marfan-Syndrom

Warum beeinflusst die HWS den Histamin-Spiegel?
Studien zeigen: Bei 50 Prozent der Menschen mit HWS-Instabilität sind die Histamin-Werte erhöht. Der Grund liegt in einem komplexen Zusammenspiel:

1. **Muskel-Dauerstress** Instabile Wirbel zwingen Nackenmuskeln zu Dauerarbeit ➔ Mikroverletzungen und Entzündungen ➔ Mastzellen setzen Histamin frei.
2. **Nervenreizung** Instabile Wirbel reizen Nervenwurzeln, die mit dem Nucleus tractus solitarius verbunden sind – einer Hirnregion, die Histamin steuert.
3. **Stickstoffmonoxid (NO)** Chronische Nervenreizung führt zur NO-Überproduktion ➔ schädigt Mitochondrien und blockiert den Histamin-Abbau.

Die typischen Folgen sind:

- Körperlich: Kopfschmerzen, Schwindel, Sehstörungen, Taubheitsgefühle
- Immunologisch: erhöhte Histamin-Spiegel, Entzündungen
- Energiemangel: gestörte Zellfunktion durch Mitochondrienschäden

Eine instabile Halswirbelsäule kann sich durch verschiedene Beschwerden bemerkbar machen, die oft diffus und unspezifisch sind. Zu den häufigsten **Symptomen** gehören:

- Nackenschmerzen: Diese können diffus sein und in den Kopf, die Schultern oder Arme ausstrahlen
- Kopfschmerzen: Besonders häufig treten Spannungskopfschmerzen oder ein druckartiger Schmerz im Hinterkopf auf
- Schwindel und Gleichgewichtsstörungen – oft begleitet von Übelkeit oder einem Gefühl des Schwankens
- Sehstörungen: dazu gehören verschwommenes Sehen, Doppeltsehen oder ein unangenehmes Druckgefühl hinter den Augen.

- Tinnitus und Hörprobleme: Manche Betroffenen berichten von Ohrgeräuschen (Tinnitus) oder einer verminderten Hörfähigkeit.
- Gefühl eines »schweren Kopfes«: Der Nacken fühlt sich müde an und es entsteht das Gefühl, den Kopf kaum tragen zu können (»Wackelköpfchen«).
- Knackgeräusche: Beim Bewegen der Halswirbelsäule kann es zu Knacken oder Blockierungen kommen.
- Vegetative Symptome: Dazu zählen Herzrhythmusstörungen, Hitzewallungen, Nervosität oder Übelkeit.

Kennst du diese Symptome? Dann könnte eine instabile Halswirbelsäule eine Rolle bei deiner Histamin-Problematik spielen. Mehr dazu erfährst du auf Seite 187.

Nahrung und Histamin: Es ist kompliziert

Als Nächstes kommen wir zu einem der sensibelsten und am meisten gefürchteten Themen: der Ernährung bei einer Histaminose. Kein Wunder, denn für die meisten Menschen beginnt die bewusste Auseinandersetzung mit dem Thema Histamin genau hier: bei den Lebensmitteln, die sie täglich zu sich nehmen.

Für viele Betroffene ist die Diagnose »Histamin-Intoleranz« zunächst ein Schock. Sie fühlen sich plötzlich mit einer Flut von Verboten konfrontiert, die das Leben trist und kompliziert erscheinen lassen.

Vielleicht kennst du solche Szenarien. Die beste Freundin reagiert entsetzt: »Oje, du hast Probleme mit Histamin? Das klingt ja furchtbar! Dann kannst du ja kaum noch etwas essen. Was ist jetzt mit unseren entspannten Abenden beim Italiener?« Oder der Hausarzt erklärt nüchtern: »Ihr DAO-Wert ist niedrig, deshalb haben Sie diese Beschwerden. Ich empfehle Ihnen, eine Ernährungsberatung aufzusuchen – oder schauen Sie einfach mal im Internet, was Sie noch essen dürfen.«

Leider sind solche Aussagen keine Seltenheit. Missverständnisse und Halbwissen rund um das Thema Histamin sind weit verbreitet – und das nicht nur im Freundeskreis, sondern auch in Arztpraxen und bei Heilpraktikern. Immer wieder begegnet man denselben Mythen und Fehlinformationen, die Betroffene zusätzlich verunsichern.

Leidest du wiederholt nach dem Essen an diesen Beschwerden?

- **Hautreaktionen** Rötungen (Flush), Juckreiz, Nesselausschläge, Hautausschläge
- **Magen-Darm-Beschwerden** Bauchschmerzen, Blähungen, Durchfall, Übelkeit, Erbrechen
- **Neurologische Symptome** Kopfschmerzen, Migräne, Schwindel, Schlafstörungen
- **Herz-Kreislauf-Probleme** Herzrasen, Blutdruckabfall, Herzrhythmusstörungen
- **Atemwegssymptome** verstopfte oder rinnende Nase, Niesen, Asthma

Die Symptome treten oft innerhalb von 30 Minuten bis Stunden nach dem Essen auf und können bis zu einem halben Tag anhalten.

Achtung: Schwere Nahrungsmittelallergien
Wenn nach dem Verzehr von Lebensmitteln innerhalb weniger Minuten Beschwerden wie Atemprobleme, Herz-Kreislauf-Probleme oder Schwellungen der Schleimhäute (z. B. Lippen oder Rachen) auftreten, könnte es sich um eine schwere Nahrungsmittelallergie handeln. In diesem Fall ist schnelles Handeln entscheidend: **Rufe sofort den Notarzt unter 112!**

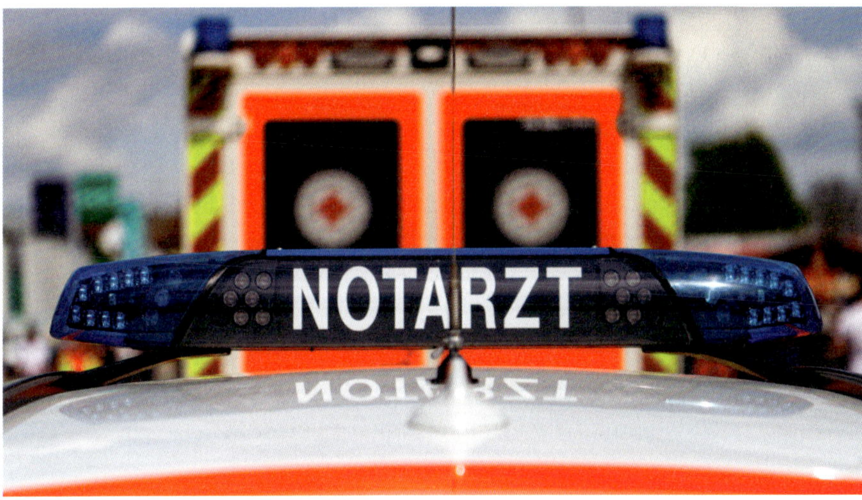

Foto: de-nue-pic/shutterstock.com

Unser Praxistipp: Führe ein Ernährungstagebuch
Stell dir vor, du könntest endlich verstehen, welche Lebensmittel dir guttun und welche Beschwerden auslösen. Mit einem Ernährungstagebuch wird genau das möglich! Es ist dein persönlicher Begleiter, der dir hilft, die Zusammenhänge zwischen deiner Ernährung und deinen Symptomen klar zu erkennen.

- Welche Lebensmittel schenken dir Energie und Wohlbefinden?
- Welche solltest du besser meiden?

Mit diesen Erkenntnissen kannst du deine Ernährung gezielt optimieren. Dein Ernährungstagebuch könnte so aussehen:

Tagesübersicht

Datum: ____________________

Frühstück Uhrzeit: __________

Lebensmittel und Menge: ____________________

Mittagessen Uhrzeit: __________

Lebensmittel und Menge: ____________________

Abendessen Uhrzeit: __________

Lebensmittel und Menge: ____________________

Snacks/Zwischenmahlzeiten Uhrzeit: __________

Lebensmittel und Menge: ____________________

CHECK

Getränke Uhrzeit:

Art des Getränks (z. B. Wasser, Kräutertee):

Menge:

Symptome

Art der Symptome (z. B. Hautrötung, Kopfschmerzen, Bauchschmerzen):

Uhrzeit des Auftretens:

Intensität: (leicht/mittel/stark)

Notizen:

CHECK

Achte bewusst darauf, welche Lebensmittel oder Kombinationen möglicherweise Beschwerden auslösen. Notiere diese und beobachte, ob sich ein zeitlicher Zusammenhang zeigt – so kommst du den Auslösern deiner Symptome Schritt für Schritt auf die Spur!

Praxistipp: Die Pulsmethode nach Dr. Coca – Sherlock Holmes in deinem Brustkorb

Und noch ein Tipp aus unserer Praxis, der vielen unserer Patienten schon geholfen hat. Die Pulsmethode nach Dr. Arthur F. Coca ist ein einfacher Test zur Identifizierung von Nahrungsmittelunverträglichkeiten. Die Methode basiert auf der Beobachtung, dass der Puls nach dem Verzehr unverträglicher Lebensmittel ansteigt. Stell dir vor, dein Herz wäre ein kleiner Detektiv, der Lebensmittel-Bösewichte aufspürt. Genau das ist die Idee hinter Dr. Cocas genialer Pulsmethode!

So funktioniert sie:

	Puls
Morgen-Routine: Zähle deine Herzschläge im Bett. Klingt romantisch, ist aber Wissenschaft!	
Vor dem Essen: Puls messen. Dein Herz ist jetzt im Ruhemodus.	
Nach dem Essen: Puls checken nach 30, 60 und 90 Minuten.	

Die große Enthüllung: Steigt dein Puls um mehr als 10 Schläge? Bingo! Du hast einen Verdächtigen!

Ein paar generelle Tipps dazu:

- Sei geduldig. Teste über mehrere Tage.
- Notiere Essen und Pulsschläge.
- Denke daran: Stress verfälscht die Ergebnisse!

Wenn dein Herz nach dem Essen Achterbahn fährt, hast du vielleicht einen Food-Bösewicht entlarvt. Aber denk dran: Dein Herz ist zwar ein cleverer Detektiv, allerdings kein Ersatz für einen echten Arzt oder Heilpraktiker.

Viel Erfolg beim Ausprobieren!

> Wenn du merkst, dass deine Beschwerden häufig mit Nahrungsmitteln zusammenhängen, bist du vermutlich der »Darm-Lunge-Typ«. Aber auch die anderen Typen könnten betroffen sein. Es gibt wirkungsvolle Ernährungsstrategien, die dir helfen können, deine Lebensqualität zu verbessern und dich wieder wohl in deinem Körper zu fühlen. Lies weiter ab Seite 188 und entdecke, wie du aktiv etwas für dein Wohlbefinden tun kannst.

Toxische Metalle: Die versteckten Histamin-Auslöser in deiner Umgebung

Toxische Metalle wie Arsen, Blei, Quecksilber, Aluminium und andere Toxine können deinen Histamin-Spiegel durcheinanderbringen. Das passiert folgendermaßen:

- **Verdrängung wichtiger Nährstoffe** Schwermetalle verdrängen lebenswichtige Mineralstoffe, wie Kupfer und Mangan. Diese brauchst du aber für den Histamin-Abbau.
- **Fördern Entzündungen** Sie aktivieren Entzündungsmarker im Körper, was zu mehr Histamin-Freisetzung führt.

- **Der Darm wird durchlässiger** Schwermetalle können deinen Darm angreifen und »löchrig« machen. Dadurch gelangen mehr Schadstoffe in deinen Körper.
- **Mehr freie Radikale** Dein Körper braucht dann mehr Antioxidantien wie Vitamin C und Zink. Diese sind aber auch wichtig für den Histamin-Abbau.

Wir alle sind mit toxischen Metallen belastet. Durch diese Quellen gelangen sie in unseren Körper:

- **Luft, Böden und Gewässer** Industrieprozesse wie Metallherstellung, Kohleverbrennung oder Müllverbrennung setzen Schwermetalle frei, die in die Umwelt gelangen.
- **Düngemittel und Pflanzenschutzmittel** Diese können Schwermetalle wie Cadmium oder Arsen in den Boden einbringen, die dann von Pflanzen aufgenommen werden. Insbesondere Reis ist vielfach stark mit Arsen belastet.
- **Fisch und Meeresfrüchte** Große Raubfische wie Thunfisch, Schwertfisch oder Heilbutt enthalten oft hohe Mengen an Methylquecksilber.
- **Gemüse und Pilze** Cadmium kann sich in bestimmten Gemüsesorten, Speisepilzen und Innereien von Tieren ansammeln.
- **Trinkwasser** Alte Bleirohre können Blei ins Trinkwasser abgeben – ein Risiko in älteren Gebäuden.

Wie gut der Körper mit dieser Belastung zurechtkommt, hängt auch von der jeweiligen genetischen Entgiftungskapazität ab. Schwermetalle werden viel zu selten bei einer Histamin-Problematik als Ursache in die Überlegungen einbezogen. Wenn du den Verdacht hast, dass auch eine Toxinbelastung bei dir vorliegen könnte, lies weiter auf Seite 216.

Jetzt bist du an der Reihe!

Ich vermute folgende toxische Belastung bei mir:

CHECK

DAS SYMPTOM-TAGEBUCH: DEN WAHREN URSACHEN AUF DER SPUR

Jetzt, da du die häufigsten Ursachen für einen erhöhten Histamin-Pegel zumindest theoretisch kennst, ist es Zeit für den nächsten spannenden Schritt: deine ganz persönlichen »Fass-Füller« zu entdecken!

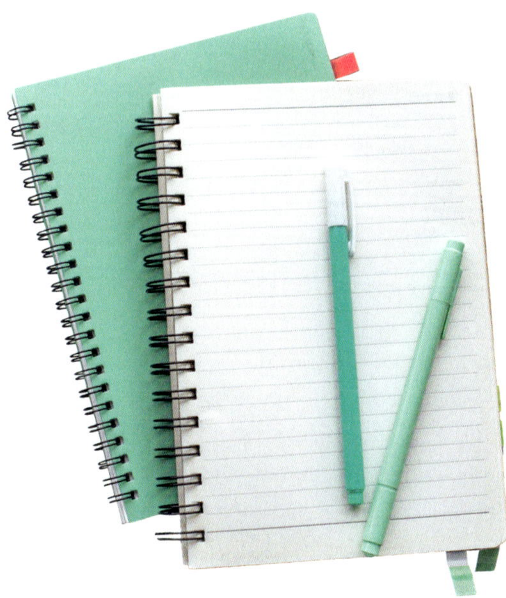

Check deinen Lebensstil

Vielleicht hast du schon eine genaue Vorstellung, welche Faktoren in deinem Fall die Schuldigen sind. Vielleicht rätselst du aber noch. Denn oft sind wir uns gar nicht bewusst, welche Faktoren unser »Histamin-Fass« zum Überlaufen bringen. Viel zu häufig beschuldigen wir das Stück Avocado oder Käse als vermeintlichen Verursacher unserer Beschwerden und wir übersehen, dass unser Histamin-Fass ständig bis knapp an den Rand gefüllt ist.

Möchtest du herausfinden, welche Faktoren bei dir persönlich eine Rolle spielen? Welche Faktoren dein »Histamin-Fass« schleichend und unbemerkt füllen? Wir haben einen einfachen, aber effektiven Tipp für dich:

Führe ein Symptom-Tagebuch!
Dies ist ein fantastisches Werkzeug, um Muster zu erkennen und auf diese Weise deine persönlichen Auslöser zu identifizieren, falls du diese bislang nicht kennst. Wir setzen dieses Tool seit vielen Jahren erfolgreich in unserer Praxis ein.

Bist du bereit dafür? Los geht's!

So gehst du beim Ausfüllen des Tagebuchs vor:

- Täglich 5 Minuten: Am besten schreibst du abends vor dem Schlafengehen.
- Mindestens 4 Wochen – je länger, desto besser (ideal sind 3 Monate).
- Alles aufschreiben: Symptome, Essen, Stress, Schlaf etc.
- Sei ehrlich: Nur so lernst du wirklich etwas.
- Regelmäßig checken: Alle 7 Tage nach Mustern suchen.
- Mach es zur Gewohnheit: Wähle einen festen Zeitpunkt jeden Tag.
- Bleib dran, auch wenn's mal mühsam ist.
- Details sind wichtig: Je genauer, desto besser.

Dein Tagebuch wird dein treuer Begleiter auf dem Weg zu mehr Wohlbefinden. Es hilft dir, deine Histamin-Probleme zu entschlüsseln und Lösungen zu finden.

Nutze unsere Vorlage oder lade dir die PDF-Version herunter (QR-Code unten).

Deine Mühe wird sich lohnen – für deine Gesundheit und Lebensqualität!

Hier sind ein paar einfache Fragen, die dir helfen, deine Erfahrungen einzuordnen. Am besten nimmst du dir dafür alle 7 Tage etwas Extrazeit, um sie zu beantworten.

Jetzt bist du an der Reihe!

Nimm dir einen Moment Zeit, um über diese Fragen nachzudenken. Deine Antworten sind wertvolle Hinweise für deinen weiteren Weg zur Besserung!

CHECK

	Montag	Dienstag	Mittwoch
Zyklustag:			
Schlaf			
Schlafdauer in Stunden			
Schlafqualität			
Stresslevel tagsüber			
Skala von 1 bis 10			
Lebensmittel:			
Frühstück			
Mittagessen			
Abendessen			
Snacks			
Getränke:			
Kaffee			
Tee			
Wasserzufuhr pro Tag			
Sonstige			
Medikamente:			
Nahrungsergänzungsmittel:			
Entspannung in Minuten:			
Sport in Minuten:			
Energielevel abends (Level 1–10):			
Symptome:			
Art und Intensität (Level 1-10):			
Notizen:			

Donnerstag	Freitag	Samstag	Sonntag

Wie geht's dir jetzt?

Besser? Schlechter? Gleich geblieben?

Hast du Muster erkannt?

Gibt es bestimmte Auslöser für deine Beschwerden?

Was hat dir gut getan?

Welche Veränderungen haben geholfen?

Wie kannst du das weiter nutzen?

Welche Beschwerden sind noch vorhanden?

DEIN HISTAMIN-FASS: CLEVERE STRATEGIEN ZUM LEEREN

Super, dass du dein Symptom-Tagebuch so konsequent schreibst! Jetzt kennst du bestimmt einige deiner persönlichen Auslöser schon viel besser.

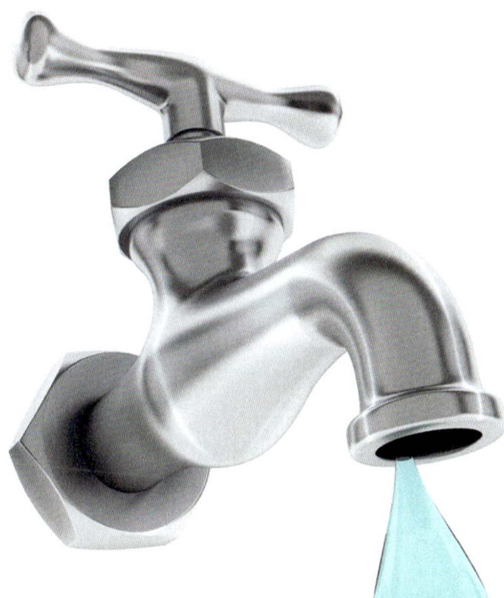

Was du jetzt konkret tun kannst, um dein Fass zu leeren

Was konntest du bislang entdecken?

- Macht dir Stress zu schaffen?
- Oder Schlafmangel?
- Reagierst du auf bestimmte Lebensmittel?
- Leidest du an einer Hashimoto Thyreoiditis?
- Oder ist es etwas ganz anderes?

Im Folgenden findest du eine Sammlung bewährter Strategien, die dir dabei helfen können, dein Histamin-Fass zu entlasten. Für jeden Faktor, der dazu beiträgt, dein Fass zu füllen, gibt es eine effektive Methode, um dessen Einfluss zu verringern. Wähle einfach die Tipps und Strategien aus, die am besten zu dir und deinen Bedürfnissen passen.

Schlechte Gene? So kannst du sie unterstützen!

Hast du – wie viele andere auch – vermeintlich »schlechte Gene« geerbt? Vielleicht ein DAO-Gen, das ein langsames DAO-Enzym produziert, oder ein HNMT-Gen, das deinem Körper ein trägeres HNMT-Enzym beschert? Keine Sorge, das bedeutet nicht das Ende der Welt – aber es kann erklären, warum dein Histamin-Spiegel oft höher ist als bei anderen.

Wie du weißt, sind diese beiden Enzyme wie die »Abflussrohre« deines Histamin-Fasses. Die DAO kümmert sich um das Histamin aus der Nahrung, während die HNMT das körpereigene Histamin abbaut. Funktionieren diese Enzyme nicht optimal, kann sich Histamin im Körper anstauen – und das kann Symptome wie Kopfschmerzen, Schlafstörungen oder Hautprobleme verursachen. Aber hier kommt die gute Nachricht: Auch »schlechte Gene« können ihre Arbeit besser machen – wenn du sie richtig unterstützt!

Mikronährstoffe als Helfer

Dein Körper braucht bestimmte Nährstoffe, damit DAO und HNMT ihre Aufgabe bestmöglich erfüllen können:

- DAO liebt Kupfer: Kupfer ist ein essenzieller Baustein für die Funktion des DAO-Enzyms. Kupferreiche Lebensmittel wie Nüsse, Samen oder Meeresfrüchte können helfen – achte aber darauf, dass sie histaminarm sind.
- DAO benötigt auch Zink, Vitamin B6 und Magnesium.
- HNMT braucht SAMe (S-Adenosyl-Methionin): Dieses Molekül unterstützt die Aktivität von HNMT. SAMe wird aus der Aminosäure Methionin gebildet, die in proteinreichen Lebensmitteln wie Eiern, Fleisch oder Fisch enthalten ist – aber nur, wenn ausreichende Mengen an Mangan, Magnesium und Vitamin B12 vorhanden sind.

Ist nur einer dieser Mikronährstoffe nicht in ausreichender Menge vorhanden, laufen die Enzyme nicht mehr auf Hochtouren. Daher ist es besonders für Menschen mit »schlechten« Genen wichtig, ihre Nährstoffversorgung zu optimieren. Auch Menschen mit KPU/HPU haben oft langsame Enzyme, da ihnen die wichtigen Nährstoffe Zink, Mangan und Vitamin B6 fehlen.

Praxistipp

Lass uns deine DAO- und HNMT-Versorgung auf Vordermann bringen! Gönn dir einen Labortest für deine Mikronährstoffe: Kupfer, Zink, Mangan, Vitamin B12 (Labormarker: Holotranscobalamin), Methionin, Vitamin B6, Magnesium und SAMe. Wenn du schon mal dabei bist: Lass auch deinen Vitamin-D-Status checken! Labortests sind wie ein Fitnesstracker für deine Zellen.

Entdeckst du Lücken? Füll sie auf und spüre, wie dein Körper aufblüht!

Praxistipp

Im Anhang warten unsere maßgeschneiderten Therapiepläne auf dich – je nach Histamin-Typ. Nutze sie als deinen persönlichen Plan zur optimalen Nährstoffversorgung.

Kupfer – bitte Vorsicht Kupfer ist ein Superheld unter den Spurenelementen, aber Vorsicht ist geboten.
Kein Blindflug Greif nicht einfach so zu Kupfer-Supplements. Dein Körper verdient Präzision.
Dynamic Duo Bei Kupfertests im Blut ist auch Coeruloplasmin wichtig. Bei niedrigen Werten, hol dir deinen Arzt ins Boot! In seltenen Fällen könnte niedriges Coeruloplasmin auf Morbus Wilson, eine genetische Stoffwechselstörung, hindeuten.

Zink: der Tausendsassa bei Histamin-Problemen

Zink ist der Türsteher der Mastzelle – es hält das wilde Histamin im Zaum und sagt: »Du bleibst schön drinnen, Kumpel!« So wird verhindert, dass die Histamin-Party in deinem Körper außer Kontrolle gerät. Stell dir Zink als strengen Clubbesitzer vor, der dem Histamin-Rowdy den Zutritt zur Tanzfläche deines Immunsystems verwehrt. Das Ergebnis? Weniger Histamin-Chaos!

Zink ist wie ein Schweizer Taschenmesser für unseren Körper – besonders wenn es um Histamin geht.

Warum Zink so wichtig ist

1. Zink hilft beim Histamin-Abbau: Es unterstützt das Enzym DAO, unseren Histamin-Hausmeister. DAO räumt überschüssiges Histamin weg.
2. Zink bremst die Histamin-Produktion: Es hält die Mastzellen (Histamin-Fabriken) in Schach.
3. Zink und Vitamin B6 – ein starkes Team: Zink aktiviert Vitamin B6. Gemeinsam helfen sie dem DAO-Enzym beim Aufräumen.
4. Zink als Bodyguard: Es schützt Zellen vor Schäden (antioxidative Wirkung) und Hilft bei der Kontrolle von Entzündungen.
5. Zink stärkt die Körperabwehr: Zink unterstützt das Immunsystem und kann allergische Reaktionen reduzieren.
6. Zink im Nährstoff-Team: Zink arbeitet mit Magnesium und Kupfer zusammen. Gemeinsam sorgen sie dafür, dass DAO gut funktioniert.

Achte daher stets auf genug Zink in deiner Ernährung. Der Zinkwert sollte im Vollblut gemessen werden und im oberen Normdrittel des Referenzbereiches liegen.

Dein Nährstoff-Cocktail für SAMe, wichtiger Cofaktor der HNMT

Stell dir vor, dein Körper mixt einen leckeren Drink namens SAMe. Hier sind die Zutaten, die er dafür unbedingt braucht:

- **L-Methionin** Diese essenzielle Aminosäure ist der Hauptdarsteller in dem Cocktail.
- **Mangan – die geheime Würze** Ein kleiner Spritzer, der den großen Unterschied macht.
- **Magnesium – der Smoothness-Faktor** sorgt dafür, dass alles reibungslos läuft.
- **Vitamin B12 – der Energie-Kick** gibt dem Ganzen den letzten Schliff und extra Power.

Mit diesen Zutaten mixt dein Körper den perfekten SAMe-Cocktail.

Leberwickel: die Wellnesskur für deine Histamin-Abbauzentrale

Die Leber wird bei Histamin-Problemen oft unterschätzt. Bei einer HNMT-Schwäche klingeln dort ständig die Telefone, und die Mitarbeiter (in diesem Fall das Enzym HNMT) kommen kaum hinterher. Gönne deiner Leber eine Pause und sorge so für bessere Arbeitsbedingungen. Genau das machen Leberwickel für deine Leber!

Wie der Leberwickel zum Spa-Tag für deine Leber wird

- **Entgiftungs-Booster** Der Wickel ist wie eine Motivationsrede für deine Leberzellen. Er regt die Entgiftung an und hilft, lästige »Anrufer« wie Schwermetalle oder chemische Störenfriede schneller abzuwimmeln.
- **Anti-Stress-Programm** Die wohlige Wärme wirkt wie eine Entspannungs-CD für deinen Körper.

- **Nährstoff-Express** Durch die erweiterten Blutgefäße bekommen deine Leberzellen einen schnelleren Zugang zu Sauerstoff und Nährstoffen.

Warum dein HNMT-Enzym Leberwickel liebt. Bei einer HNMT-Schwäche ist deine Leber wie ein Büro mit überlasteten Mitarbeitern. Leberwickel sind wie ein Teambuilding-Event: Sie entlasten, motivieren und sorgen dafür, dass dein HNMT-Team sein Bestes geben kann.

Die Leberwickel-Anleitung

Was du brauchst:

- Ein feuchtes Tuch
- Ein trockenes Handtuch
- Eine Wärmflasche oder ein Kirschkernkissen

So geht's:

1. Tauche das Spa-Handtuch in warmes Wasser und lege es auf deinen rechten Oberbauch.
2. Lege das trockene Handtuch darüber.
3. Kröne das Ganze mit der Wärmflasche oder einem Kirschkernkissen.
4. Entspanne 30 Minuten lang und stelle dir vor, wie deine Leber aufatmet.

Wann? Am besten abends – es entspannt sehr und hilft auch bei Einschlafstörungen.

Leberwickel sind wie eine Miniatur-Kur für deine Leber. Bei einer HNMT-Schwäche können sie deinem Körper helfen, den Histamin-Stau zu bewältigen. Also, gönn deiner Leber diesen »Spa-Tag« regelmäßig – sie wird es dir mit einer besseren Histamin-Verarbeitung danken.

Du siehst, auch wenn deine Gene nicht perfekt sind, kannst du viel tun, um sie zu unterstützen. Mit der richtigen Ernährung und Lebensweise kannst du deinen Körper entlasten und dafür sorgen, dass deine »Abflussrohre« wieder besser funktionieren. Schlechte Gene? Kein Problem – wenn du weißt, wie du sie auf Trab bringst!

Checkliste Medikamente

Die folgende Übersicht enthält Medikamente, die den Histamin-Spiegel beeinflussen können – entweder durch die direkte Freisetzung von Histamin oder durch eine Hemmung der Enzyme, die für dessen Abbau verantwortlich sind.

Orale Kontrazeptiva (»Antibabypille«)

- → Alle Kombinationspillen mit Östrogen und Gestagen

H2-Rezeptor-Antagonisten (Antihistaminika)

- → Cimetidin
- → Ranitidin

Zytostatika (Chemotherapeutika)

- → Cyclophosphamid

Röntgenkontrastmittel

- → Gadolinium
- → Jodhaltige Kontrastmittel

Muskelrelaxantien

- → Tubocurarin
- → Pancuronium
- → Alcuronium

Narkotika

- → Thiopental

Lokalanästhetika

- → Prilocain

Antibiotika

- → Vancomycin
- → Chloramphenicol

→ Metronidazol
→ Cefuroxim
→ Cefotiam
→ Isoniazid
→ Pentamidin
→ Clavulansäure

Schmerzmittel

→ Morphin
→ Pethidin
→ Acetylsalicylsäure (ASS, Aspirin®)
→ Metamizol (Novalgin®)
→ Nichtsteroidale Antirheumatika: Diclofenac (z. B. Voltaren®), Mefenaminsäure (z. B. Deflamat®)

Antidepressiva

→ Trizyklische Antidepressiva (z. B. Amitriptylin)
→ Monoaminoxidase-Hemmer

Schleimlöser

→ Acetylcystein (z. B. Mucobene®)
→ Ambroxol

Diuretika (Entwässerungsmittel)

→ Amilorid

Amphetamine (ADHS-Medikamente)

→ Methylphenidat (Ritalin®, Medikinet®)
→ Lisdexamfetamin (Elvanse®)

Diese Liste ist nicht vollständig, da die Forschung in diesem Bereich ständig voranschreitet. Es ist ratsam, bei der Dauereinnahme von Medikamenten einen Arzt oder Apotheker zu konsultieren.

Hast du Symptome bemerkt? Sprich mit deinem Arzt oder Apotheker, wenn du den Verdacht hast, dass ein Medikament deine Symptome verstärkt.

Alternative Lösungen: Es gibt fast immer andere Medikamente, die deinen Histamin-Haushalt nicht negativ beeinflussen und genauso wirksam sind.

Dauerstress und Histamin: Wege aus dem Teufelskreis

Stell dir vor, dein Körper wäre ein Orchester. Der Sympathikus, der dein Stresshormon Cortisol und auch noch Histamin ins Rennen schickt, ist der energiegeladene Schlagzeuger, der bei Stress loslegt. Der Parasympathikus ist der ruhige Cellist, der für Entspannung sorgt. Unser Ziel ist, dass beide harmonisch zusammenspielen – auch wenn's mal stressig wird. Denn ein ständig arbeitender Sympathikus kann deinen Histamin-Spiegel massiv in die Höhe treiben, viel mehr als Tiramisu und Rotwein.

In den folgenden Übungen lernst du, wie du deinen inneren Cellisten (den Parasympathikus, insbesondere den Vagusnerv) stärken kannst, während der Schlagzeuger (Sympathikus) seinen Job macht. So bleibst du auch in stressigen Zeiten cool und gelassen.

Bist du bereit, dein eigener Stress-Dirigent zu werden? Lass uns gemeinsam deine innere Harmonie finden!

Der Vagusnerv – dein innerer Schalter für Ent-Stressung

Ein gut trainierter Vagusnerv ist dein Ticket zu:

- blitzschnellem Stressabbau
- einem niedrigen Histamin-Pegel
- strahlendem Wohlbefinden
- einem Immunsystem wie eine Festung
- einer Verdauung, die wie ein Schweizer Uhrwerk funktioniert

Aber dieser Nerv möchte trainiert werden, damit wir ihn in brenzligen Situationen zur vollen Verfügung haben. Studien zeigen, dass ein gezieltes Vagus-Training sogar bei Depressionen helfen kann. Vagus-Training ist wissenschaftlich fundierte Selbstfürsorge.

Nach unserer Erfahrung gibt es einige wirkungsvolle Strategien, die dir helfen können, deinen Vagusnerv zu stimulieren und Stress effektiv zu bewältigen. Diese Methoden haben sich als besonders kraftvoll erwiesen, um Körper und Geist in Einklang zu bringen:

Yoga – deine Oase der Gelassenheit
Mit Yoga kannst du nicht nur deinen Körper stärken, sondern auch deinen Geist beruhigen. Die Kombination aus Bewegung, Atmung und Achtsamkeit hilft dir, Stress abzubauen und neue Energie zu tanken.

Walking – Entspannung Schritt für Schritt
Ein Spaziergang an der frischen Luft wirkt oft Wunder! Gehen bringt deinen Körper in Bewegung, klärt den Kopf und sorgt dafür, dass du dich erfrischt und gestärkt fühlst.

Breathwork – die Kraft der bewussten Atmung
Durch gezielte Atemtechniken kannst du deinen Körper effektiv entspannen und dich in einen Zustand der Ruhe und Klarheit versetzen. Deine Atmung ist der Schlüssel zu innerer Balance!

Progressive Muskelentspannung – Tiefenentspannung leicht gemacht
Lerne, wie du durch bewusstes An- und Entspannen deiner Muskeln eine wohltuende Ruhe spüren kannst. Diese Methode ist ideal, um Verspannungen zu lösen und Stress loszulassen.

Probiere diese Strategien aus und finde heraus, welche am besten zu dir passt – dein Wohlbefinden steht an erster Stelle!

Auf den nächsten Seiten erfährst du mehr darüber, wie du Yoga, Breathwork und progressive Muskelentspannung nutzen kannst. Wir haben Experten aus unserem Netzwerk dazu befragt.

PRAXIS

Praxisteil: Stressbewältigung

Yoga: Dein Allround-Talent für Körper und Geist

Stell dir vor, du könntest deine Stressmarker um 41 Prozent senken und gleichzeitig Entzündungen reduzieren – mit Yoga ist das möglich! Diese wunderbare Praxis ermöglicht dir, in deinem eigenen Tempo zu arbeiten und durch gezielte Entspannungsphasen deinen Histamin-Spiegel positiv zu beeinflussen. Ein echtes Multitalent für dein Wohlbefinden!

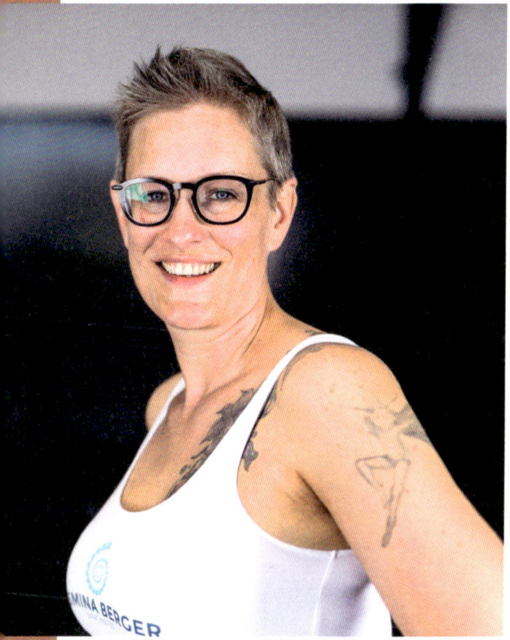

Foto: privat

Jasmina Berger, die Yoga-Expertin aus dem »Histamin-Irrtum«, verrät hier ihre besten praxiserprobten Übungen, die du ganz einfach nachmachen kannst!

Vier einfache Yoga-Übungen für Entspannung und Wohlbefinden

Dies sind vier sanfte Yoga-Übungen, die dir helfen, Stress abzubauen, deinen Körper zu entspannen und ein Gefühl von Ruhe und Geborgenheit zu fördern. Sie sind einfach auszuführen und ideal für Anfänger geeignet.

I. Balasana (Kindhaltung)

So geht's:

- Knie dich auf den Boden und setze dich mit dem Gesäß auf deine Fersen.
- Beuge deinen Oberkörper nach vorne, bis deine Stirn den Boden berührt.
- Deine Arme kannst du entweder nach vorne ausstrecken oder entspannt neben deinem Körper ablegen.

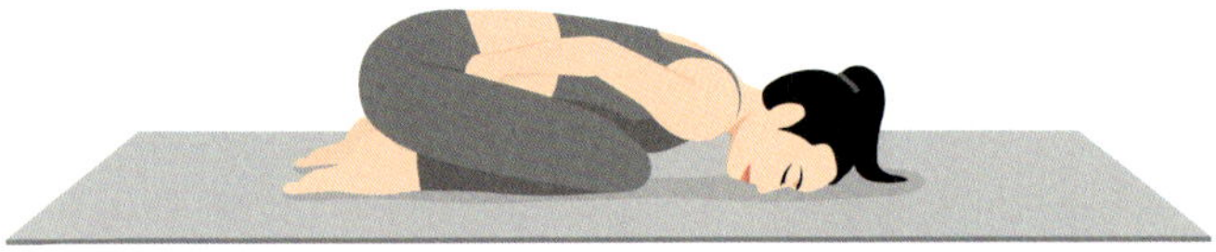

Illustration: About time/shutterstock.com

Dauer: 3–5 Minuten

Wirkung: Diese Haltung schenkt deinem Körper tiefe Entspannung und vermittelt ein Gefühl von Sicherheit und Geborgenheit – perfekt für einen kleinen Rückzugsort im Alltag.

II. Viparita Karani (Beine an der Wand)

So geht's:

- Lege dich flach auf den Rücken, nahe an eine Wand.
- Hebe deine Beine hoch und lehne sie entspannt gegen die Wand, sodass dein Körper eine umgedrehte L-Form bildet.
- Deine Arme kannst du locker seitlich ablegen.

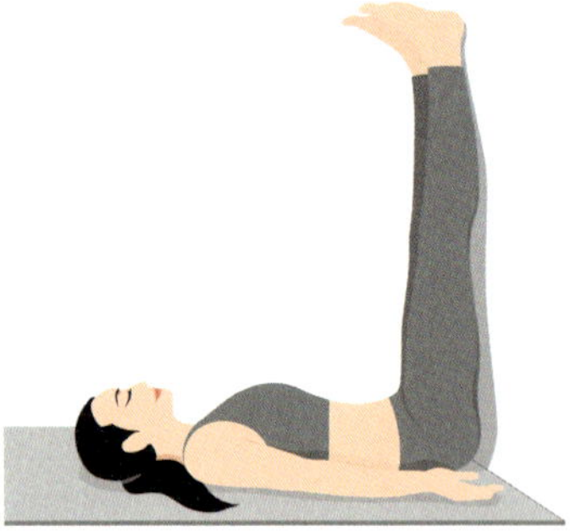

Illustration: About time/shutterstock.com

Dauer: 5–10 Minuten

Wirkung: Diese Übung fördert die Durchblutung zurück zum Herzen, beruhigt dein Nervensystem und hilft dir, Stress loszulassen.

III. Supta Baddha Konasana (Liegender Schmetterling)

So geht's:

- Lege dich auf den Rücken und bringe die Fußsohlen zusammen, sodass deine Knie zur Seite fallen.
- Für zusätzlichen Komfort kannst du Kissen oder Blöcke unter deine Knie legen.

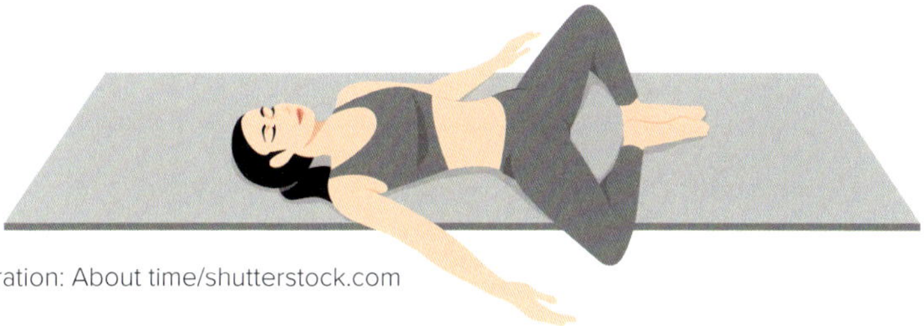

Illustration: About time/shutterstock.com

Dauer: 5–10 Minuten

Wirkung: Diese Haltung öffnet sanft Hüften und Brustkorb, während sie beruhigend auf Geist und Körper wirkt – ideal für tiefe Entspannung.

IV. Uttanasana (Vorwärtsbeuge im Stehen)

So geht's:

- Stelle dich mit leicht gespreizten Füßen fest auf den Boden.
- Beuge dich langsam aus der Hüfte nach vorne, bis dein Oberkörper entspannt Richtung Boden hängt oder deine Hände den Boden berühren.
- Lass Kopf und Nacken dabei ganz locker hängen.
- Achte darauf, die Knie nicht durchzudrücken, sondern während der Übung gebeugt zu lassen.

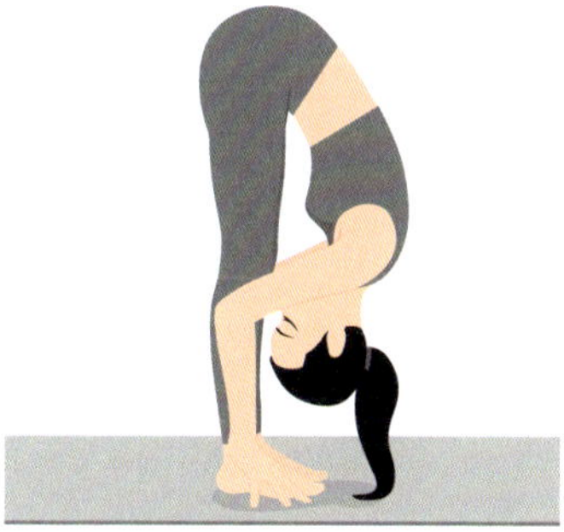

Illustration: About time/shutterstock.com

PRAXIS

Dauer: 1–3 Minuten
Wirkung: Diese Haltung beruhigt deinen Geist durch sanften Druck auf den Bauchbereich und fördert gleichzeitig eine tiefe Atmung – ideal für einen Moment der Ruhe. Tipp: Nimm dir Zeit!

Führe diese Übungen in deinem eigenen Tempo durch und höre auf deinen Körper. Schon ein paar Minuten täglich können dir helfen, mehr Gelassenheit in deinen Alltag zu bringen.

Walking: Dein natürlicher Histamin-Senker

Ein langer Spaziergang in der Natur ist wie Balsam für die Seele. Die WHO empfiehlt 150 Minuten moderate Bewegung pro Woche – warum nicht an der frischen Luft? Walking ist eine sanfte Art, aktiv zu sein, ohne histaminbedingte Symptome zu provozieren.

Wusstest du, dass ein einfacher Spaziergang wahre Wunder für deinen Körper bewirken kann? Besonders wenn du mit Histamin-Problemen kämpfst, lohnt es sich, regelmäßig die Laufschuhe zu schnüren. Hier erfährst du, warum:

- Sanfte Bewegung mit großer Wirkung
  → Entgiftungs-Booster: Spazierengehen kurbelt deinen Lymphfluss an und hilft deinem Körper beim Entgiften.
  → Darmfreund: Deine Verdauung freut sich über die sanfte Bewegung – sie regt die Darmtätigkeit an.

- Wie viel ist genug?
  → Experten empfehlen 7500 bis 10.000 Schritte täglich. Klingt viel? Keine Sorge! Mit regelmäßigen Spaziergängen erreichst du dieses Ziel ganz entspannt.

- Weniger Stress, weniger Histamin
  → Spazierengehen ist eine sanfte Bewegungsform, die deinen Körper nicht überfordert.
  → Schon 10 Minuten täglich können Stress abbauen – ein Hauptauslöser für Histamin-Ausschüttungen.
  → Finde wortwörtlich deinen persönlichen Weg zur Besserung.
  → Höre auf deinen Körper und steigere dich langsam.
  → Genieße die positiven Effekte der Bewegung, ohne dich zu überanstrengen.

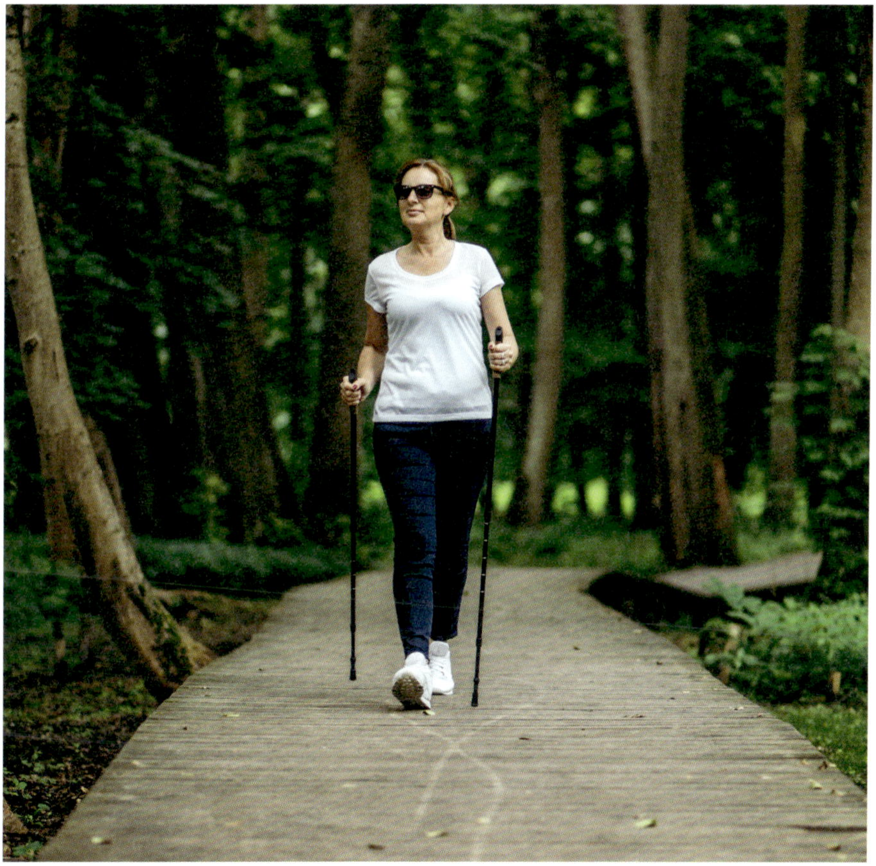

Foto: Jacek Chabraszewski/shutterstock.com

PRAXIS

Breathwork: Dein Anker in stürmischen Zeiten

Entdecke die Kraft deines Atems im Kampf gegen hohe Histamin-Spiegel! Atemübungen sind nicht nur einfach und kostenlos, sondern auch erstaunlich effektiv. Sie haben die Macht, deinen Körper von innen heraus zu transformieren und deine Lebensqualität spürbar zu verbessern. Stell dir vor, wie du mit jedem bewussten Atemzug:

- → Stress förmlich aus deinem Körper pustest und damit den Histamin-Spiegel in Schach hältst;
- → deine Atmung (vor allem die Bauchatmung) vertiefst und so die Histamin-Produktion in positive Bahnen lenkst;
- → deinen gesamten Körper in einen Zustand tiefer Entspannung versetzt, der wie ein natürlicher Histamin-Blocker wirkt.

Mit regelmäßigen Atemübungen hast du ein kraftvolles Werkzeug an der Hand, um deine Gesundheit aktiv zu gestalten.

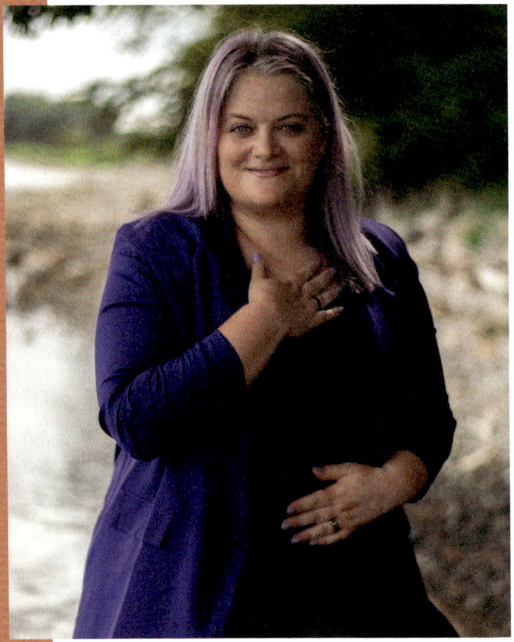

Foto: Yade Creative Photography

Atemtechnik ist Lebenskraft

Miriam Hoffbauer ist nicht nur ganzheitlicher Gesundheits- und Ernährungscoach, sondern auch Flow Coach und zertifizierte © Restorative Breathing Master Teacher. Mit ihrer langjährigen Erfahrung unterstützt sie Menschen dabei, Stress zu bewältigen und ihre Symptome bei KPU/HPU sowie Histamin-Erkrankungen in den Griff zu bekommen. Ihr Leitsatz »Leben im Einklang mit dem Körper statt gegen ihn« spiegelt ihre Philosophie wider, die Körper, Geist und Seele als Einheit betrachtet. Wir hatten das Vergnügen, mit Miriam zu sprechen. Sie hat sich intensiv mit dem Zusammenhang zwischen Stress und Histamin beschäftigt. Ihre Erkenntnisse und Erfahrungen bieten wertvolle Einblicke in diese komplexe Beziehung.

Welche Strategien nutzt du, um deinen Klienten bei der Stressbewältigung zu helfen?

Ich betreue meine Coachees mit meiner L.E.B.E.-Methode. Diese basiert auf vier Säulen: Lebenskraft, Erneuerung, Balance und Entfaltung.

Lebenskraft bedeutet, die eigenen Energiequellen bewusst wahrzunehmen und zu nutzen. Durch gezielte Atemtechniken und Achtsamkeitsmethoden unterstütze ich meine Klientinnen dabei, ihre natürliche Energie und innere Stärke wiederzuentdecken, die durch den Einklang mit dem eigenen Körper und den natürlichen Rhythmen entsteht. In der Phase der Erneuerung liegt der Fokus auf bewusster Regeneration. Kurze Erholungspausen und längere Erholungszyklen helfen, den »Akku« wieder aufzuladen. Praktische Rituale und Reflexionsübungen erleichtern es, Pausen aktiv zu gestalten und nachhaltig in den Alltag zu integrieren.

Balance hilft, ein stabiles Gleichgewicht zwischen Beruf, Familie und Selbstfürsorge zu finden. Hier arbeite ich mit Zeit- und Prioritäten-Management sowie achtsamen Routinen, um Stress zu reduzieren und eine natürliche Struktur zu schaffen. Die vierte Säule, Entfaltung, ermöglicht langfristige persönliche Weiterentwicklung. Durch Reflexion, Visualisierung und kleine Rituale unterstütze ich meine Klienten dabei, ihre Ziele klarer zu sehen und bewusst Schritte zur Selbstverwirklichung zu gehen. Diese Phasen bauen aufeinander auf, können aber auch parallel wirken – je nachdem, was individuell gebraucht wird, um Stress zu reduzieren und wieder in Einklang mit sich selbst zu kommen.

Gibt es einfache Hacks, die du empfehlen kannst und die sich mühelos in den Alltag einbauen lassen?

Ja, auf jeden Fall. Und, nicht verwunderlich, einer davon ist die Atmung. Die meisten Menschen atmen zu schnell und zu flach, wenn sie gestresst sind. Sich mehrfach über den Tag verteilt einen Moment Zeit zu nehmen, den Atem zu beobachten und dann gezielt zu verlangsamen, hilft da schon sehr gut. Bewusst durch die Nase in den Bauch einzuatmen und langsam auszuatmen, reduziert Stress und hilft uns, wieder klarer denken zu können. Das lässt sich gut kombinieren – sei es in einem Meeting, beim Kochen (sehr wichtig, damit danach die Verdauung gut funktioniert) oder beim Autofahren – es braucht nur etwas Achtsamkeit und den eigenen Atem.

Auch damit im Zusammenhang steht die Anspannung im Körper: Wie oft am Tag ziehen wir den Bauch ein? Oder engen ihn durch (zu) enge Kleidung ein? Durch das Anspannen der Bauchmuskulatur oder zu enge Klamotten zwingen wir unseren Atem dazu, mehr im Brustkorb zu bleiben. Und das bedeutet flachere, schnellere Atmung – was wiederum direkt den Sympathikus, also den aktivierenden Part unseres Nervensystems, anspricht.

Und ein Hack, der so einfach ist, dass er völlig übersehen wird: Möglichst oft raus ans Tageslicht. Idealerweise morgens direkt nach dem Aufstehen. Rollo hoch, Fenster öffnen und ein paar bewusste Atemzüge nehmen, während das Licht der aufgehenden Sonne direkt ins Auge kommen darf – also auch ohne Brille auf der Nase und ohne Kontaktlinsen. Und das tagsüber mehrfach wiederholen.

Was ich auch liebe, was aber manch einen etwas Überwindung kostet: ein Eisbad für das Gesicht. Man nimmt eine Schüssel mit Wasser, gibt ein paar Eiswürfel hinein und wartet kurz. Ein Eisbad für das Gesicht aktiviert den Vagusnerv, indem es die so genannte Tauchreflex-Reaktion auslöst. Wenn das Gesicht mit kaltem Wasser in Berührung kommt, reagieren spezielle Sensoren in der Haut, insbesondere um Augen, Stirn und Wangen. Diese Reaktion stimuliert den Vagusnerv, der das parasympathische Nervensystem aktiviert – also den Teil des Nervensystems, der für Entspannung und Erholung zuständig ist. Dadurch verlangsamt sich die Herzfrequenz, die Atmung wird ruhiger und der Körper schaltet in einen entspannten Zustand.

Diese Methode kann helfen, Stress und innere Unruhe schnell zu reduzieren, Angstzustände zu lindern und das Nervensystem gezielt zu regulieren. Ein Eisbad für das Gesicht ist also eine einfache und effektive Möglichkeit, um das vegetative Nervensystem zu beruhigen und die Resilienz gegenüber Stress zu stärken.

Breathwork – das sind mehr als nur Atemübungen: Wie kann es Menschen mit Histamin-Erkrankungen helfen?
Breathwork (Atemarbeit) ist ein Oberbegriff für verschiedene Techniken, die bewusstes Atmen zur

Selbstregulation, Stressbewältigung und zu körperlichen wie emotionalen Heilungsprozessen nutzen. Die Praxis reicht von sanften Atemübungen, wie der kohärenten Atmung, bis hin zu intensiveren Methoden wie dem holotropen Atmen. Atemtechniken können das autonome Nervensystem beeinflussen, Entspannung fördern und Entzündungsprozesse im Körper regulieren.

Breathwork und Histamin-Spiegel – was ist der Zusammenhang?

Menschen mit Histaminosen und auch mit Mastzellaktivierungssyndrom (MCAS) kämpfen häufig mit Symptomen wie Entzündungsreaktionen, Migräne, Verdauungsproblemen, Herzrasen oder Hautreaktionen. Ein wesentlicher Trigger für die Histamin-Ausschüttung ist Stress, da das Stresshormon Cortisol direkten Einfluss auf die Mastzellen nimmt. Chronischer Stress kann die Histamin-Freisetzung verstärken und die Symptome verschlimmern. Genau hier setzt Breathwork an – gezielte Atemtechniken können das Nervensystem regulieren, Entzündungen reduzieren und die Körperfunktionen unterstützen.

Ein zentraler Vorteil der Atemarbeit ist die Regulierung des Nervensystems. Viele Betroffene befinden sich dauerhaft im sympathischen Modus – also im Kampf- oder Fluchtmodus, was die Histamin-Ausschüttung verstärken kann. Sanfte Atemtechniken wie die verlängerte Ausatmung oder die 4-7-8-Methode (vier Sekunden einatmen, sieben Sekunden Atem anhalten, acht Sekunden ausatmen) helfen, den Parasympathikus zu aktivieren und das Nervensystem in den Entspannungsmodus zu bringen.

Darüber hinaus kann Breathwork entzündungshemmend wirken. Studien zeigen, dass kontrollierte Atemtechniken den Vagusnerv stimulieren, was die Mastzellreaktionen mildern und den Histamin-Abbau unterstützen kann. Gleichzeitig verbessert bewusstes Atmen die Sauerstoffaufnahme und Zellfunktion, indem es die CO_2-Toleranz steigert. Entgegen der weit verbreiteten Annahme führt übermäßiges Atmen in Ruhe nicht zu einer besseren, sondern zu einer schlechteren Sauerstoffversorgung – ein Effekt, der als Bohr-Effekt bekannt ist.

Ein weiterer wichtiger Aspekt ist die Darmgesundheit, da viele Betroffene eine gestörte Darmbarriere (Leaky-Gut-Syndrom) haben, die die Aktivität histaminabbauender Enzyme beeinträchtigt. Atemtechniken mit sanftem Bauchdruck, wie die Zwerchfellatmung, können die Darmmotilität verbessern und die Verdauung unterstützen. Besonders geeignete Atemtechniken sind die kohärente Atmung (5–6 Atemzüge pro Minute zur Regulierung des Nervensystems), die 4-7-8-Atmung zur Stressreduktion, die Zwerchfellatmung zur Unterstützung der Darmfunktion und das Restorative Breathing, das sich auf die Wiederherstellung funktionaler Atemmuster und das Training sowie die Erweiterung der Atemkapazität fokussiert.

Breathwork ist eine kraftvolle Methode für Menschen mit Histaminosen. Durch gezielte Atemtechniken kann das Nervensystem beruhigt, Entzündungen können reduziert und der Körper in einen selbstregulierenden Zustand gebracht werden. Besonders sanfte, vagusaktivierende Atemübungen sind empfehlenswert, da sie dazu beitragen, die Histamin-Reaktionen zu mildern und das Wohlbefinden nachhaltig zu verbessern.

Liebe Miriam, wir danken dir sehr für das angenehme und informative Gespräch!
Jetzt ist Zeit, das Gelernte anzuwenden! Also, auf zur praktischen Anwendung!

4-7-8 Atmung: Dein Schlüssel zur sofortigen Entspannung

Diese magische Technik kannst du sogar im Bett anwenden. Atme 4 Sekunden ein, halte den Atem 7 Sekunden und atme 8 Sekunden aus. Es ist wie ein Zaubertrick, der dich in Sekundenschnelle entspannt.

Bonustipps für deinen Erfolg

- → Gönne dir regelmäßig Pausen während deiner Aktivitäten.
- → Schenke deinem Körper eine angemessene Aufwärm- und Abkühlphase.
- → Höre auf dein Körpergefühl und steigere die Intensität langsam.
- → Meide extreme Temperaturen – dein Histamin-Spiegel wird es dir danken.
- → Experimentiere mit dem Timing deiner Aktivitäten und finde deine persönliche Wohlfühlzeit.

Denk daran: Jeder Schritt in Richtung Entspannung und Wohlbefinden ist ein Sieg! Diese Praxisübungen sind deine Werkzeuge, um Stress zu reduzieren und deinen Histamin-Spiegel zu regulieren. Probiere sie aus, finde deine Favoriten und integriere sie in deinen Alltag. Mit etwas Geduld und Regelmäßigkeit wirst du schon bald positive Veränderungen spüren. Du hast die Kraft, dein Wohlbefinden in die eigenen Hände zu nehmen – nutze sie!

Lust auf mehr Entspannung im Alltag?

Miriam hat eine geführte Atempraxis zum Entspannen für dich aufgenommen. Scanne einfach den QR-Code und starte sofort!

PRAXIS

Progressive Muskelentspannung

Die Progressive Muskelentspannung (PMR) nach Edmund Jacobson ist weit mehr als nur eine Entspannungstechnik – sie ist ein bewährter Schlüssel zu tiefer Gelassenheit, körperlicher Regeneration und seelischem Gleichgewicht. In einer Zeit, in der Hektik und Daueranspannung unseren Alltag dominieren, bietet PMR einen einfachen, aber äußerst wirkungsvollen Gegenpol: Durch das bewusste Anspannen und anschließende Loslassen einzelner Muskelgruppen entsteht ein Zustand tiefer Entspannung, der Körper und Geist gleichermaßen zugutekommt.

Im Gegensatz zu anderen Entspannungsverfahren ist PMR leicht erlernbar und ohne Vorkenntnisse durchführbar – ideal für Menschen, die sich eine praxisnahe und unkomplizierte Methode wünschen. Ob in der Mittagspause, abends vor dem Schlafengehen oder in stressigen Momenten zwischendurch: Schon wenige Minuten täglicher Übung können eine spürbare Wirkung entfalten.

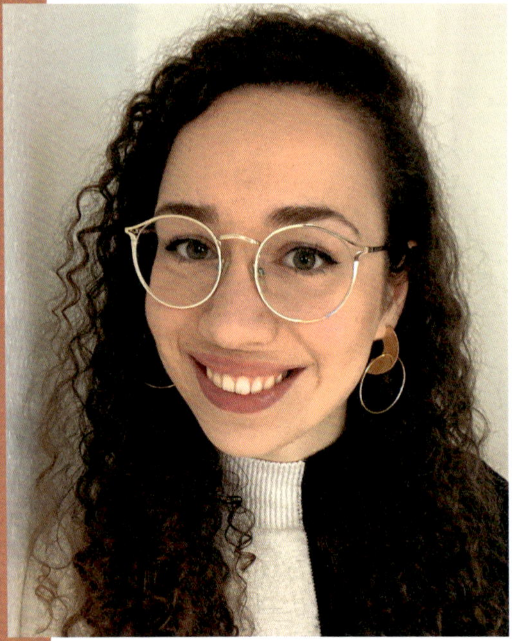

Foto: privat

Zehn Sekunden gegen Stress

Eden Kosman ist erfahrene Psychologin, Therapeutin sowie zertifizierte Trainerin für Progressive Muskelentspannung und Stressmanagement mit Praxis in Berlin. Sie hilft Menschen bei verschiedenen Herausforderungen des Lebens:

- wenn's im Kopf mal nicht so rundläuft,
- bei Problemen in der Beziehung
- und wenn der Stress überhandnimmt.

Wie funktioniert die Progressive Muskelentspannung und was macht sie so effektiv?

Die Progressive Muskelentspannung ist eine Entspannungsmethode, die auf dem gezielten Wechsel zwischen Anspannung und Entspannung einzelner Muskelgruppen basiert. Sie wurde vom Arzt Edmund Jacobson entwickelt, der erkannte, dass psychische Anspannung oft mit körperlicher Verspannung einhergeht. Bei der PMR spannt man nacheinander verschiedene Muskelgruppen – wie die Hände, Arme oder Schultern – für etwa 5 bis 10 Sekunden an, um sie dann bewusst wieder zu entspannen. Diese Methode hilft, das Nervensystem zu trainieren sowie körperliche und mentale Anspannung besser wahrzunehmen und abzubauen.

Wie kann Progressive Muskelentspannung Körper und Geist positiv beeinflussen?

PMR hat eine Vielzahl positiver Effekte auf Körper und Geist. Auf körperlicher Ebene kann sie Stresshormone wie Cortisol senken, den Blutdruck regulieren und die Atemfrequenz verlangsamen. Psychisch fördert Progressive Muskelentspannung Gelassenheit, verbessert die Konzentration und hilft, den Teufelskreis aus Grübeln und körperlicher Anspannung zu durchbrechen. Besonders bei chronischen Erkrankungen, wie Histamin-Intoleranz, die durch Stress verstärkt werden, berichten viele Betroffene von einer Linderung der Symptome, wie Schlafstörungen oder Kopfschmerzen, da das vegetative Nervensystem ins Gleichgewicht kommt.

Bei welchen Beschwerden oder Herausforderungen wird PMR besonders empfohlen?

Die Forschung zeigt, dass die PMR bei vielen unterschiedlichen Beschwerden eine hilfreiche Unterstützung bieten kann. Besonders hilfreich ist sie bei:

- Stress- und angstbedingten Symptomen wie innerer Unruhe oder Panikattacken
- Schlafstörungen, einschließlich Einschlaf- und Durchschlafproblemen
- chronischen Schmerzen, etwa bei Verspannungen, Fibromyalgie oder Migräne
- psychosomatischen Erkrankungen wie Reizdarm, Tinnitus oder Bluthochdruck

Eignet sich die Progressive Muskelentspannung, um Stress im Alltag vorzubeugen?
Absolut – vor allem, wenn sie regelmäßig praktiziert wird. Schon wenige Minuten gezielter An- und Entspannung, etwa der Hände oder Schultern, können helfen, die Grundanspannung spürbar zu senken. Der eigentliche Schlüssel liegt jedoch in der langfristigen Wirkung: Mit der Zeit lernt der Körper, Stresssignale früher zu erkennen und automatisch gegenzusteuern. Am effektivsten ist PMR, wenn sie zur täglichen Routine wird – nicht nur als schnelle Hilfe in akuten Momenten, sondern als nachhaltige Strategie für mehr innere Ruhe.

Liebe Eden, wir danken dir für dieses Gespräch!

Wenn du mehr über die Progressive Muskelentspannung erfahren oder persönlich in Einzelsitzungen oder Gruppen trainieren möchtest, wende dich an Eden Kosman! Hier kannst du die Gelegenheit nutzen, diese effektive Entspannungsmethode zu erlernen und deine körperliche und geistige Balance zu stärken:

Eden Kosman
M. Sc. Psychologie
Praxis für psychologische Beratung

Standort City West (nahe Ku'damm):
Düsseldorfer Str. 8, 10719 Berlin
Standort Prenzlauer Berg: Christburger Str. 9, 10405 Berlin
www.eden-kosman.de

Wie wäre es mit einer geführten PMR-Sitzung mit Eden Kosman? Scanne einfach den QR-Code und genieße eine kostenlose Anleitung zur Tiefenentspannung.

PRAXIS

Entspannung leicht gemacht: Die wichtigsten Übungen der Progressiven Muskelentspannung (PMR)

Mit diesen einfachen Übungen kannst du Stress abbauen, deine Muskeln lockern und dich rundum entspannen. Das Prinzip ist ganz leicht: Anspannen – Halten – Loslassen – Nachspüren. Probier es aus und spüre, wie dein Körper zur Ruhe kommt!

- **Hände und Unterarme: Loslassen beginnt in den Händen**
  → So geht's: Balle deine Hand langsam zur Faust und spanne die Muskeln in Hand und Unterarm an.
  → Halte die Spannung: für 5–10 Sekunden, dann lass sie plötzlich los. Spüre für 15–30 Sekunden nach, wie sich die Muskeln entspannen.
  Warum es hilft: Diese Übung lockert die Muskeln in Händen und Unterarmen – perfekt, wenn du viel am Computer arbeitest oder gestresst bist.

- **Stirn: Entspannung für den Kopf**
  → So geht's: Zieh die Augenbrauen nach oben oder runzel die Stirn, um die Stirnmuskulatur anzuspannen.
  → Halte kurz, löse dann die Spannung und genieße das entspannte Gefühl in deinem Gesicht.
  Warum es hilft: Ideal, um Verspannungen im Gesicht zu lösen – besonders nach einem langen Tag.

- **Wangen und Kiefer: Lass den Stress los**
  → So geht's: Kneif die Augen zusammen, rümpf die Nase oder presse den Kiefer leicht zusammen (z. B. mit geöffnetem Mund).
  → Halte kurz, lass dann los und spüre, wie sich dein Gesicht entspannt.
  Warum es hilft: Reduziert Kieferverspannungen und fördert ein entspanntes Gefühl im ganzen Gesicht.

PRAXIS

- **Nacken und Schultern: schwerelos entspannen**
  → So geht's: Zieh deine Schultern langsam bis zu den Ohren hoch und spanne dabei den Nacken an.
  → Halte kurz, lass dann bewusst los und genieße das Gefühl der Entspannung.
  Warum es hilft: Perfekt für alle, die unter Schulter-Nacken-Verspannungen leiden – ein echter Stresslöser!

- **Beine und Füße: Erdung für deinen Körper**
  → So geht's: Zieh deine Zehenspitzen zu dir heran, spanne dein Bein bis zur Gesäßmuskulatur an oder drücke beide Füße fest auf den Boden.
  → Halte kurz, löse dann die Spannung und spüre nach.
  Warum es hilft: Fördert die Durchblutung und lockert müde Beine – ideal nach langem Sitzen oder Stehen.

- **Bauch und Gesäß: Entspannung von innen heraus**
  → So geht's: Zieh deinen Bauch leicht ein oder spanne das Gesäß an.
  → Halte kurz, lass dann los und genieße das Gefühl der Entspannung im unteren Körperbereich.
  Warum es hilft: Unterstützt die Entspannung deiner Körpermitte – ein wohltuendes Gefühl.

Tipps für deine PMR-Routine

- Such dir einen ruhigen Ort, an dem du ungestört bist – egal ob im Sitzen oder Liegen.
- Trage bequeme Kleidung, damit du dich wohlfühlst.
- Schließe die Augen, um dich besser auf deinen Körper zu konzentrieren.

Mit diesen Übungen kannst du jederzeit eine kleine Pause vom Alltag einlegen und neue Energie tanken!

Weitere Hacks bei Stress, Angst und Panik

Fühlst du dich bei Stress und hohen Histamin-Spiegeln manchmal von Panik überrollt? Wir haben einige wirkungsvolle, praxisbewährte Tipps für dich, die dir helfen können, wieder durchzuatmen und schnell Ruhe zu finden.

Der 3-3-3-Trick

Manchmal fühlt sich ein Histamin-Schub wie ein Sturm an – aber der 3-3-3-Trick kann dir helfen, wieder Ruhe zu finden. Er ist einfach, schnell und effektiv.

So geht's:
Sehen: Schau dich um und benenne 3 Dinge, die du gerade siehst.
Hören: Höre genau hin und finde 3 Geräusche in deiner Umgebung.
Bewegen: Bewege 3 Körperteile, z. B. deine Zehen, deine Hände und deinen Kopf.

Warum funktioniert das so gut?

- Es bringt dich zurück ins Hier und Jetzt und lenkt dich von den Symptomen ab.
- Es unterbricht ängstliche Gedanken und beruhigt dein Nervensystem.
- Es hilft dir, dich zu erden und wieder Kontrolle über deinen Körper zu gewinnen.

Tipp: Der 3-3-3-Trick wirkt nicht nur bei akuten Panikmomenten – du kannst ihn auch vorbeugend anwenden, wenn du merkst, dass Stress oder Angst aufkommen. Probier ihn aus und spüre, wie du Schritt für Schritt wieder Ruhe findest!

Eispack: Dein kühler Helfer in der Not!

Spürst du, wie sich Panik in dir ausbreitet? Keine Sorge! Mit diesem simplen Trick kannst du schnell gegensteuern. Stell dir vor, dein Körper ist wie ein überhitzter Computer. Ein Eispack kann wie ein Neustart wirken!

So geht's, wenn du merkst, dass eine Panikattacke im Anmarsch ist oder ein Histamin-Schub Herzrasen auslöst:

1. Schnapp dir einen Eispack (gefrorene Erbsen tun's auch!).
2. Leg ihn in deinen Nacken oder auf deine Stirn.
3. Spüre, wie dich die Kälte beruhigt.

Warum funktioniert das so gut?

- Beruhigungs-Boost: Kälte kitzelt deinen Vagusnerv wach – der Chill-out-Experte in deinem Körper.
- Ablenkungsmanöver: Der Kälteschock lenkt deine Gedanken weg von der Panik. Es ist wie ein »Hey, schau mal hier!« für dein Gehirn.
- Stress-Stopper: Kälte sagt deinem Nervensystem: »Cool down, Kumpel!« Dein Stresslevel sinkt.
- Körper-Reset: Wie beim Neustarten deines Handys – ein Kältekick kann dein System neu starten.

Warum das so cool ist:

- Kälte lenkt dein Gehirn ab.
- Dein Körper schaltet in den »Chill-Modus«.
- Du kommst schneller runter.

Bonus-Tipp: Halte immer einen Eispack im Gefrierfach bereit. So bist du für den Notfall gewappnet!

Denk dran: Du bist stärker als deine Panik. Mit diesem Trick hast du ein tolles Tool gegen Histamin-Stress! Ein Eispack ist wie ein Erste-Hilfe-Kit für Panikattacken. Für langfristige Lösungen solltest du allerdings mit einem Profi sprechen!

Das Valsalva-Manöver: dein kleines Wunder für Herz und Ohr

Stell dir vor, du könntest mit einem einfachen Atemtrick Herzrasen beruhigen. Das Valsalva-Manöver macht genau das möglich – und du kannst es ganz einfach zu Hause ausprobieren!

Das Prinzip ist simpel: Du erzeugst gezielt Druck in deinem Brustkorb, der wie ein Signal an deinen Körper wirkt. So kannst du Herzrhythmusstörungen lindern oder den Druckausgleich im Mittelohr unterstützen. Und das Beste? Es dauert nur wenige Sekunden.

PRAXIS

Schritt-für-Schritt-Anleitung

Vorbereitung:

→ Setze oder lege dich bequem hin – entspannt funktioniert es am besten.

→ Atme tief ein, als würdest du dich auf einen Sprung ins Wasser vorbereiten.

Ausführung:

→ Halte deine Nase mit den Fingern zu und schließe den Mund.

→ Presse kräftig, als wolltest du einen Ballon aufblasen – aber ohne die Luft entweichen zu lassen.

→ Halte diesen Druck für etwa 10–15 Sekunden.

Nachbereitung:

→ Lass den Druck langsam los und atme normal weiter.

→ Spüre, wie sich dein Körper entspannt und der Druck nachlässt.

Das Manöver erhöht gezielt den Druck im Brustkorb und stimuliert den Nervus vagus – den wichtigen Nerv, der deine Herzfrequenz reguliert. Gleichzeitig hilft es, die Eustachische Röhre im Ohr zu öffnen und so das unangenehme Gefühl von Druck im Kopf oder »verstopften Ohren« zu lösen.

Wann ist das Valsalva-Manöver nützlich?

Herzrasen beruhigen: Bei supraventrikulären Tachykardien (starkem Herzrasen) kann das Manöver helfen, die Herzfrequenz wieder in den Normalbereich zu bringen.

Druckausgleich im Ohr: Perfekt für Flugreisen oder Tauchausflüge, wenn der Ohrendruck unangenehm wird.

Schluckauf stoppen: Ja, sogar gegen hartnäckigen Schluckauf kann es wirken!

Wann solltest du ärztliche Hilfe suchen?
Achtung: In manchen Fällen ist es wichtig, schnell zu handeln. Suche sofort einen Arzt auf, wenn:

- dein Herzrasen nicht nachlässt,
- du dich plötzlich schwach fühlst,
- dir schwindelig wird.

Diese Symptome können auf ein ernsthaftes Problem hindeuten. Deine Gesundheit hat Vorrang – zögere nicht, professionelle Hilfe in Anspruch zu nehmen!

Chronische Infektionen ernst nehmen

Chronische Infektionen sind ein wichtiges Warnsignal deines Körpers – sie verdienen deine volle Aufmerksamkeit! Wenn dein Immunsystem über längere Zeit vergeblich gegen Erreger kämpft, die es nicht besiegen kann, gerät dein Körper in einen Zustand von Dauerstress und erhöhten Histamin-Spiegeln. Besonders bei schweren Infektionen, wie Borreliose, Helicobacter pylori oder SIBO ist es entscheidend, frühzeitig einen Arzt aufzusuchen.

Wir empfehlen, auf eine Selbst-Therapie zu verzichten und stattdessen professionelle Unterstützung in Anspruch zu nehmen. Mach den ersten Schritt und vereinbare einen Termin bei deinem Hausarzt oder einem Spezialisten, wie einem Infektiologen oder Internisten. Teile deine Symptome offen und so genau wie möglich mit – jede Information ist wichtig!

Moderne Diagnosetechniken wie Blutanalysen, PCR-Tests, Immunoblot-Tests oder Immunstatus-Analysen können helfen, die Ursache deiner Beschwerden aufzudecken. Nutze diese Möglichkeiten!

Falls eine Infektion festgestellt wird, erhältst du eine maßgeschneiderte Behandlung, die genau auf deine Bedürfnisse abgestimmt ist. Wenn spezifische Erreger identifiziert wurden, können gezielte Therapien wie Antibiotika oder antivirale Medikamente notwendig sein. Gemeinsam mit deinem Arzt oder Heilpraktiker entwickelst du einen Plan, um die Infektion zu bekämpfen und deine Lebensqualität zurückzugewinnen. Dies ist ein entscheidender Schritt zur Reduktion deines Histamin-Fasses.

Du kannst darüber hinaus auch selbst viel tun!

Eine gesunde Ernährung, ausreichend Schlaf, Bewegung und weniger Stress stärken dein Immunsystem und unterstützen den Kampf gegen die Erreger.

Neben der ärztlichen Therapie empfehlen wir einen ganzheitlichen Ansatz, der sowohl deine Zellversorgung als auch deine Darmgesundheit berücksichtigt. Hier sind zwei wichtige Bausteine für dein Wohlbefinden:

Dein persönlicher Gesundheits-Boost: Die Mikronährstoff-Analyse

Gib deinem Körper die Nährstoffe, die er wirklich braucht! Mit einer Mikronährstoff-Analyse kannst du gezielt herausfinden, ob dein Immunsystem optimal versorgt ist. Vitamine wie A, C, D und E sowie Zink, Jod, Selen und Eisen sind essenziell für deine Abwehrkräfte. Auch Aminosäuren (wie Lysin und Arginin) und Omega-3-Fettsäuren spielen eine wichtige Rolle!

Dein Darm im Fokus: die Schaltzentrale deiner Immunabwehr

Wusstest du, dass dein Darm die zentrale Schaltstelle deiner Immunabwehr ist? Rund 80 % deiner Immunantwort werden hier gesteuert! Er ist also weit mehr als ein Verdauungsorgan – er ist das Herzstück deines Immunsystems! Besonders bei chronischen Infektionen verdient er besondere Aufmerksamkeit.

Ein gesunder Darm stärkt dein Immunsystem und hilft deinem Körper, wieder ins Gleichgewicht zu kommen.

Ein Darm-Check umfasst eine detaillierte Analyse deiner Darmflora (Mikrobiom) sowie wichtiger Werte, die Hinweise auf die Gesundheit deines Immunsystems geben. Dazu gehören:

- **ß-Defensin** unterstützt die Abwehr von Krankheitserregern.
- **Sekretorisches Immunglobulin A (sIgA)** zeigt die Stärke deiner Immunabwehr im Darm.
- **Zonulin** gibt Aufschluss über die Durchlässigkeit deiner Darmschleimhaut (Leaky-Gut-Syndrom).
- **Alpha-1-Antitrypsin** ist ein Marker für Entzündungen im Darm und für das Leaky-Gut-Syndrom.

Diese Untersuchungen kannst du bei einem Heilpraktiker oder einem funktionell arbeitenden Arzt durchführen lassen.

Unsere Erfahrung zeigt: Die Kombination aus schulmedizinischen Methoden und einem ganzheitlichen Ansatz ist der effektivste Weg, um chronische Infektionen nachhaltig zu bekämpfen.

Östrogendominanz und Histamin: Dysbalancen beseitigen

In der Perimenopause, die in etwa ab dem 40. Lebensjahr beginnt, verändert sich dein Körper grundlegend. Die Eisprünge werden seltener, der Progesteronspiegel sinkt, während die Eierstöcke noch einmal Höchstleistungen erbringen und Östrogen in Schwankungen ausschütten. Das ist die sogenannte Östrogendominanz. Diese Achterbahnfahrt wirkt sich auch auf die Mastzellen aus. Wenn diese durch plötzliche Östrogenspitzen überreagieren, kann es zu einer Überlastung der Histamin-Abbau-Systeme kommen – und das macht sich durch unangenehme Symptome bemerkbar.

Aber: Es gibt Lösungen!

Anstatt Lebensmittel radikal zu meiden – was oft nur kurzfristig hilft –, kannst du neben den bereits beschriebenen Maßnahmen an zwei entscheidenden hormonellen Stellschrauben drehen:

1. **Progesteron stärken:** Dieses Hormon hilft, die Östrogenschwankungen zu glätten. Hilfreich hierfür sind:
   - → **Gesunde Fette** Omega-3-Fettsäuren aus Fischöl, Algenöl (bei Verträglichkeit) sowie Krillöl fördern die Progesteronproduktion.
   - → **Vitamin B6** In Vollkornprodukten und Kartoffeln enthalten, unterstützt es die Hormonsynthese.
   - → **Magnesium** aus grünem Gemüse, Nüssen und Samen hilft, den Eisprung zu regulieren und Progesteron zu fördern.
   - → **Zink** Kürbiskerne und Haferflocken sind reich an Zink, das die Progesteronbildung unterstützt.
   - → **Mönchspfeffer** (Agnus Castus) reguliert den Progesteronhaushalt durch die Drosselung der Prolaktinausschüttung.
   - → **Frauenmantel** unterstützt die hormonelle Balance.

Rezept Frauenmantel-Tee

Zutaten:
- 1–2 Teelöffel getrocknetes Frauenmantelkraut (alternativ frische Blätter)
- 250 ml heißes Wasser (ca. 90 °C)

Zubereitung:
- Gib das Frauenmantelkraut in ein Teesieb oder direkt in eine Tasse.
- Übergieße das Kraut mit heißem Wasser.
- Lass den Tee 10–15 Minuten ziehen.
- Entferne das Teesieb oder seihe die Blätter ab.

Verzehr:
- Trinke den Tee heiß oder kalt – je nach Vorliebe.
- Empfohlen werden 2–3 Tassen täglich über einen Zeitraum von 4–6 Wochen; danach sollte eine Pause eingelegt werden.

Optional kannst du den Tee mit Honig süßen, falls dir der Geschmack zu herb ist.

2. **Östradiolspitzen verhindern:** Östradiol aktiviert Mastzellen und schwächt die DAO. Daher ist es sinnvoll, hohe Östradiolspitzen zu verhindern. Unterstützend wirken hierbei:
   - → **Phytoöstrogene** Lebensmittel wie Leinsamen und Beeren enthalten Phytoöstrogene (Lignane), die regulierend auf den Östrogenhaushalt wirken können. Sie haben eine antiöstrogene Wirkung bei hohen Östrogenspiegeln und können helfen, Schwankungen auszugleichen.
   - → **Ballaststoffe** Eine ballaststoffreiche Ernährung unterstützt die Ausscheidung von überschüssigem Östrogen über den Darm.
   - → **Stressreduktion** Stress erhöht die Cortisolproduktion, die den Abbau von Östrogen hemmt. Entspannungstechniken wie Yoga oder Atemübungen können helfen (siehe auch Seite 147 ff.).
   - → **Verzicht auf Alkohol** Alkohol belastet die Leber und beeinträchtigt die Entgiftung von Östradiol.

Detaillierte Einnahmepläne für Mikronährstoffe und Pflanzenstoffe findest du im Anhang zum »weiblichen Hormontyp«. Sollten diese Maßnahmen nicht ausreichen, könnte eine bioidentische Hormontherapie mit Progesteron der Schlüssel sein, um dein hormonelles Gleichgewicht wiederherzustellen. Egal ob als Creme oder Kapsel – dieser Ansatz hilft dir, den Teufelskreis aus hohem Östrogen und Histamin zu durchbrechen und dich wieder rundum wohlzufühlen.

Die Schilddrüse erhalten und stärken

Du hast bereits erfahren, wie essenziell eine gut funktionierende Schilddrüse für deinen Körper ist. Sie kommuniziert direkt mit den Mastzellen und beeinflusst viele wichtige Prozesse. Doch wusstest du, dass Schilddrüsenerkrankungen wie die Schilddrüsenunterfunktion und die Hashimoto Thyreoiditis zu den häufigsten Volkskrankheiten gehören?

Viele Menschen übersehen, dass die Einnahme von künstlichen oder natürlichen (tierischen) Schilddrüsenhormonen zwar Symptome lindern kann, aber die Schilddrüse selbst nicht in ihrer Funktion unterstützt. Doch du kannst aktiv etwas tun, um deine Schilddrüse zu stärken und ihre natürliche Balance wiederherzustellen! Vielleicht benötigst du dann auch weniger Schilddrüsenmedikamente. Einen Versuch ist es wert. Je besser die Eigenleistung der Schilddrüse, desto weniger mischen sich die Mastzellen bei Stress in den Schilddrüsenstoffwechsel ein.

Die besten Nährstoffe für deine Schilddrüse

- **Jod** ist der Schlüssel zur Produktion von Schilddrüsenhormonen. Reichlich enthalten in Fisch, Meeresfrüchten und Meeresalgen.
- **Tyrosin** Aminosäure, die für die Bildung von Schilddrüsenhormonen notwendig ist. Sie verbindet sich mit Jod zu Thyroxin (T4).
- **Selen** ist ein kraftvolles Spurenelement, das die Hormonbildung und die Aktivierung von ft4 in ft3 in der Leber unterstützt. Es schützt auch vor Autoimmunerkrankungen der Schilddrüse.
- **Eisen** ist unerlässlich für die Herstellung von Schilddrüsenhormonen.
- **Vitamine**
  - → **Vitamin D** fördert die Gesundheit der Schilddrüse und hilft bei Autoimmunerkrankungen wie Hashimoto.
  - → **Vitamin A** unterstützt die Ausschüttung des Hormons TSH, das die Funktionen der Schilddrüse steuert.

Es gibt keine Jodallergie und Jod setzt kein Histamin frei!
Eine Allergie gegen elementares Jod oder die kleinen Jodverbindungen wie Jodid und Jodat, die in Lebensmitteln oder jodiertem Speisesalz vorkommen, gibt es nicht. Der Körper braucht Jod als lebenswichtiges Spurenelement, um Schilddrüsenhormone zu produzieren. Diese Hormone steuern essenzielle Funktionen wie den Energiestoffwechsel, den Herzrhythmus und die Gehirnentwicklung.

Was oft als »Jodallergie« bezeichnet wird, ist in Wirklichkeit eine Überempfindlichkeitsreaktion auf bestimmte jodhaltige Substanzen – zum Beispiel Röntgenkontrastmittel, Antiseptika oder Medikamente. Diese Reaktionen entstehen durch die großen Moleküle dieser Stoffe, die der Körper als Fremdkörper erkennen kann. Symptome sind zum Beispiel Hautausschlag, Atemnot oder ein Absinken des Blutdrucks.

Eine echte Allergie gegen Jod aus Lebensmitteln gibt es nicht. Der Körper ist darauf angewiesen, Jod aufzunehmen und zu verwerten. Beschwerden nach dem Verzehr jodhaltiger Lebensmittel sind meist auf Unverträglichkeiten oder andere Ursachen zurückzuführen.

Einige Lebensmittel wie Fisch, Meeresfrüchte und Algen enthalten nicht nur Jod, sondern auch Histamin oder können als Histamin-Liberatoren wirken. Dies kann bei Menschen mit Histaminosen Symptome auslösen. Möchtest du deine Schilddrüse stärken? Setze auf Jod in Form von Kaliumjodid oder Kaliumjodat als Nahrungsergänzung.

Deine Schilddrüse ist ein kleines, aber mächtiges Organ, das deinen gesamten Energiehaushalt steuert. Indem du ihr die richtigen Nährstoffe gibst und schädliche Einflüsse minimierst, kannst du ihre Funktion aktiv unterstützen – für mehr Wohlbefinden und Vitalität!

Histamin-Alarm im Schlafzimmer? Diese Tipps betten dich besser!

Stell dir vor, wie es sich anfühlt, jeden Morgen erfrischt und voller Tatendrang aufzuwachen. Mit ein paar gezielten Änderungen kannst du:

- deinen Histamin-Spiegel senken
- deine Produktivität steigern
- dein Immunsystem stärken
- deine Stimmung verbessern
- dein Wohlbefinden auf ein neues Level heben

Dein Körper wird es dir danken!

Hier kommen unsere bewährten Praxistipps – setze sie mit Freude und Entschlossenheit um, und du wirst schon bald spüren, wie sich dein Schlaf deutlich verbessert. Unsere Tipps haben sich besonders für den »Hormon-, Histadelie- und MCAD-Typen« bewährt.

1. **Etabliere deine Schlafroutine**
   - Wähle eine feste Schlafenszeit vor Mitternacht.
   - Starte mit kleinen Schritten – gehe jede Woche 10 Minuten früher ins Bett.
   - Achte auf mindestens 8 Stunden Zeit im Bett.

2. **Booste deine innere Uhr**
   - Tanke tagsüber Sonnenlicht für einen optimierten circadianen Rhythmus.
   - Halte deine Schlaf- und Wachzeiten konstant – auch am Wochenende!

3. **Wasser trinken in den frühen Abendstunden**
   - Ein Tipp ist, am Abend vor dem Schlafengehen 250 ml stilles sulfatarmes Wasser zu trinken. Denn Wasser ist ein natürliches Antihistaminikum.

4. **Gestalte dein Schlafparadies**
   - Halte die Umgebung deines Schlafzimmers dunkel und kühl.
   - Nutze eine Schlafmaske.
   - Verzichte im Schlafzimmer auf PC, TV und Smartphone.

Unser Geheimtipp für einen erholsamen Schlaf: Lavendel-Kissenspray! Mit nur wenigen Sprühstößen auf dein Kissen oder in den Raum kannst du die wunderbaren beruhigenden Effekte von Lavendel erleben. Wissenschaftliche Studien haben gezeigt, dass Lavendel ähnlich wie ein sanftes Beruhigungsmittel wirkt – ohne Nebenwirkungen! Lass dich von der entspannenden Wirkung von Lavendel verzaubern und wache morgens frisch und ausgeruht auf.

5. **Histamin-Senker als Schlaf-Booster**
   - Manchmal können Antihistaminika speziell für die Nacht helfen (z. B. Doxylamin als Hoggar® Night, apothekenpflichtig), den Schlaf zu erleichtern. Wichtig: Solche Medikamente solltest du nur nach Rücksprache mit deinem Arzt einnehmen, da sie bei langfristiger Nutzung Nebenwirkungen haben können.
   - Natürliche Alternative Quercetin: Quercetin ist ein pflanzlicher Wirkstoff mit entzündungshemmenden und antioxidativen Eigenschaften, der helfen kann, Histamin zu stabilisieren. Eine empfohlene Dosierung liegt bei 500 bis 1000 mg.
   - Entdecke die Magie der Goldenen Milch als Schlummertrunk.

6. **Leichtes Abendessen – rechtzeitig genießen**
   - Plane deine letzte Mahlzeit mindestens drei Stunden vor dem Schlafengehen. So hat dein Verdauungssystem genügend Zeit, die Nahrung zu verarbeiten. Das kann nächtliche Beschwerden wie Blähungen oder Sodbrennen verhindern und sorgt dafür, dass du entspannter in die Nacht startest.

7. **Entspannungsrituale für die Nacht**
   - Stress ist einer der größten Schlafräuber! Gönne dir vor dem Zubettgehen entspannende Rituale wie:
     → sanftes Yoga oder Meditation
     → ein warmes Bad
     → eine Stunde ohne Bildschirmzeit

Diese kleinen Auszeiten helfen deinem Körper, zur Ruhe zu kommen und sich auf den Schlaf vorzubereiten.

8. **Wenig Licht am Abend**

Vermeide es, dich in den Abendstunden hellem Licht auszusetzen. Helle Lampen und Bildschirme können die Produktion von Melatonin hemmen – dem Schlafhormon, das dir hilft, entspannt und erholt in die Nacht zu gehen.

- Dimme das Licht: Reduziere die Helligkeit in deinem Zuhause abends.
- Bildschirme filtern: Nutze blaue Lichtfilter auf deinem Smartphone oder Computer (z. B. f.lux)
- Leseleuchten verwenden: Wenn du lesen möchtest, bevor du ins Bett gehst, benutze eine schwache Leselampe.

9. **Melatonin: der natürliche Helfer für besseren Schlaf und weniger Histamin**

Melatonin, unser körpereigenes Schlafhormon, hat erstaunliche Fähigkeiten, die weit über das Einschlafen hinausgehen. Es spielt eine wichtige Rolle bei der Regulierung von Histamin und kann Menschen mit Schlafproblemen oder Histamin-Intoleranz helfen. Es wirkt wie ein freundlicher Nachtwächter, der für Ruhe und Ordnung sorgt.

- Es beruhigt überaktive Mastzellen und reduziert so die Histamin-Freisetzung.
- Ähnlich wie Antihistaminika bindet Melatonin an Mastzellen und bremst deren Aktivität.
- Melatonin und Histamin arbeiten wie ein Tag-Nacht-Team in unserem Körper: Melatonin macht uns müde und bereitet uns auf den Schlaf vor; Histamin hält uns tagsüber wach und alert. Bei Menschen mit HIT kann zu viel Histamin den Körper nachts

ungewollt in einer »Wachphase« halten. Hier kann Melatonin helfen, das Gleichgewicht wiederherzustellen.

- Melatonin fungiert auch als Entzündungshemmer. Neben seiner Schlaf-Wach-Funktion hat Melatonin noch den Vorteil, dass es Entzündungsreaktionen regulieren kann, die von überaktiven Mastzellen verursacht wurden. Interessanterweise können aktivierte Mastzellen selbst zur Produktion und Ausschüttung von Melatonin führen. Dies deutet auf einen cleveren Selbstregulierungsmechanismus unseres Körpers hin.

Melatonin erweist sich somit als vielseitiger Helfer, der nicht nur unseren Schlaf verbessert, sondern auch Histamin-Probleme lindern und Entzündungen reduzieren kann.

Möchtest du Melatonin ausprobieren, um deinen Schlaf zu verbessern? Hier sind unsere leicht umsetzbaren Empfehlungen:

Die richtige Dosis zur richtigen Zeit:

- Nimm zwischen 1 mg und 5 mg Melatonin – fange mit einer kleinen Dosis an.
- Der beste Zeitpunkt ist etwa 30 Minuten vor dem Zubettgehen. So gibst du deinem Körper genug Zeit, sich auf den Schlaf einzustellen.

Wichtiger Hinweis für deine Sicherheit:
Nimmst du regelmäßig Medikamente, insbesondere Psychopharmaka oder Schlafmittel, dann ist es ratsam, vorher mit deinem Arzt zu sprechen. Er kann dir sagen, ob Melatonin für dich geeignet ist und welche Dosis am besten passt.

Goldene Milch: Schlummertrunk

Bist du auf der Suche nach dem perfekten Schlummertrunk, der auch noch Histamin abbaut? Die Goldene Milch könnte genau das für dich sein!

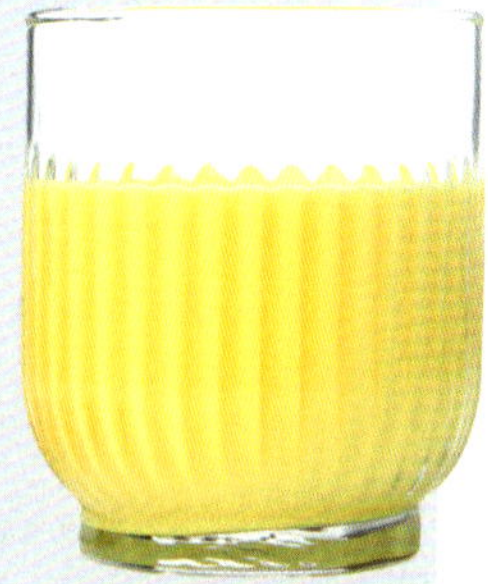

Foto: AtlasStudio/ shutterstock.com

Das Geheimnis der goldenen Zutaten:

- **Kurkuma:** Dieser gelbe Superheld kämpft gegen Entzündungen und bändigt übereifrige Mastzellen, die sonst Histamin freisetzen.
- **Ingwer:** Die scharfe Knolle unterstützt Kurkuma im Kampf gegen Entzündungen und beruhigt ebenfalls die Mastzellen.

Mit der Goldenen Milch kannst du gleich mehrere Fliegen mit einer Klappe schlagen:

- Dein Immunsystem bekommt einen Boost.
- Es fördert den Schlaf.
- Deine Verdauung tanzt vor Freude.
- Deine Mastzellen werden beruhigt.

Unser Tipp: Greife zu histaminarmen Pflanzenmilch-Alternativen wie Mandel- oder Kokosmilch!

Zutaten:

- 300 ml Pflanzenmilch (z. B. Mandel-, Hafer- oder Kokosmilch)
- 2–3 cm frischer Kurkuma (oder 1 TL Kurkumapulver)
- 1–2 cm frischer Ingwer (optional)
- 1 TL Agavendicksaft oder Honig (zum Süßen)
- 1 TL Kokosöl (optional)

Zubereitung

- Ingwer und Kurkuma zerkleinern: Wenn du Ingwer und Kurkuma frisch verwendest, zerkleinere die Wurzeln mit einer Reibe oder einer Küchenmaschine (Achtung: Kurkuma färbt stark!).

- Milch erhitzen: Gib die Pflanzenmilch in einen Topf und erhitze sie langsam auf dem Herd.
- Zutaten hinzufügen: Füge Ingwer und Kurkuma hinzu.
- Kochen lassen: Lass die Mischung kurz aufkochen, dann reduziere die Hitze und lass sie für etwa 2–3 Minuten köcheln.
- Süßen und abschmecken: Schalte die Hitze aus und süße die Milch mit Agavendicksaft oder Honig nach Geschmack.
- Servieren: Gieße die Goldene Milch in eine Tasse und genieße sie warm, etwa 30 Minuten vor dem Schlafengehen.

Tipp: Verwende hochwertige Zutaten in Bio-Qualität, um die volle Wirkung zu entfalten.

Tschüss, Alkohol! Hallo histaminfreie Lebensfreude!

Okay, mal ehrlich: Kennst du das Gefühl, wenn dein Körper schon randvoll mit Histamin ist (z. B. nach einem stressigen Tag) und dann kommt noch Alkohol um die Ecke ... zack! Das Fass läuft über, und du fühlst dich wie ein wandelndes Fragezeichen. Brauchen wir das wirklich? NEIN. DANKE!

Alkohol ist zwar gesellschaftlich als Droge voll akzeptiert, aber im Grunde ist er ein totaler Unruhestifter für deinen – für jeden – Körper. Alkohol macht nur Stress und zudem auch noch Krebs! Denk dran: Du bist der Boss deines Körpers und du entscheidest.

Wir empfehlen wirklich jedem, der mit seinem Histamin-Spiegel hadert, die persönliche Null-Promille-Grenze. Dein Körper wird es dir vielfach danken. Indem du vorübergehend oder noch besser langfristig auf Alkohol verzichtest, gibst du deinem Körper die Möglichkeit, sich zu regenerieren. Du wirst überrascht sein, wie positiv sich das auf dein geistiges und körperliches Wohlbefinden auswirken kann.

Aber: Anstatt dich auf Verzicht zu konzentrieren, sieh es als Chance:

- Probiere köstliche Mocktails aus.

- Entdecke die Vielfalt an alkoholfreien Getränken.
- Genieße bewusster den Geschmack deiner Getränke.

Zum Beispiel:

- Kokoswasser mit Glamour: Einfach ein paar Beeren oder Minzblätter dazugeben, und dein Kokoswasser wird zum Partyhit.
- DIY-Drinks: Mixe dir deinen eigenen alkoholfreien Signature-Drink. Vielleicht ein Himbeer-Rosmarin-Spritz? Deiner Fantasie sind keine Grenzen gesetzt.

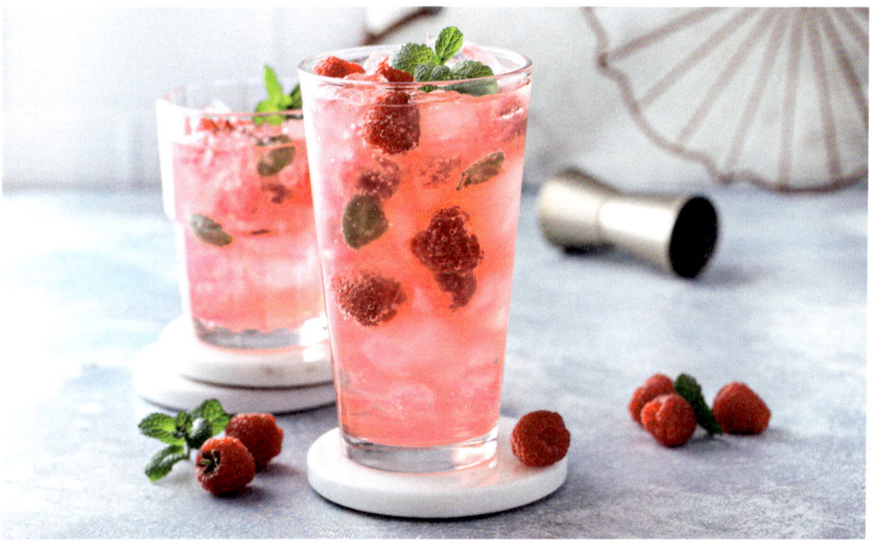

Foto: Elena Veselova/shutterstock.com

Alkoholfreier Himbeer-Rosmarin-Spritz

Hier ist ein einfaches Rezept für einen alkoholfreien Himbeer-Rosmarin-Spritz, der perfekt für warme Tage ist:

Zutaten:

- 400 ml Himbeer-Rosmarin-Sirup (siehe unten)
- 600 ml Mineralwasser (mit Kohlensäure)
- Eiswürfel

- 1 Limettenscheibe
- 1 Stängel Rosmarin
- frische Himbeeren zur Dekoration

Himbeer-Rosmarin-Sirup:

- 400 ml Wasser
- 200 g Zucker (alternativ brauner Rohrzucker)
- 2 Stängel frischer Rosmarin
- 1 Bio-Limette (Saft und etwas Schale)
- 500 g gefrorene Himbeeren

Zubereitung:

1. Sirup
    - Wasser und Zucker in einem Topf aufkochen, bis sich der Zucker aufgelöst hat.
    - Den Limettensaft, die Limettenschale und die Rosmarinzweige hinzufügen und kurz köcheln lassen.
    - Die gefrorenen Himbeeren hinzufügen und etwa 10 Minuten auf mittlerer Flamme köcheln lassen.
    - Den Sirup durch ein Haarsieb schütten, um die Rosmarinzweige, Limettenschalen und Himbeerkerne zu entfernen.
    - Den Sirup etwas abkühlen lassen und in eine sterilisierte Flasche abfüllen.
2. Spritz
    - 50 ml des Himbeer-Rosmarin-Sirups mit Eiswürfeln in ein Glas geben.
    - Mit 150 ml Mineralwasser auffüllen.
    - Mit einer Limettenscheibe, einem Rosmarinzweig und frischen Himbeeren dekorieren.

Genieße diesen erfrischenden Drink und lass den Sommer beginnen!

Dein Weg zur Darmgesundheit

Ein gesunder Darm ist der Schlüssel zu einem harmonischen Histamin-Haushalt! Dank des Enzyms DAO, das in der Darmschleimhaut gebildet wird, kann ein gesunder Darm Histamin aus der Nahrung effizient abbauen. Gleichzeitig verhindert er die Überaktivität von Mastzellen, die unnötig Histamin freisetzen, und hält histaminbildende Bakterien wie Klebsiellen, Hafniae und Morganellen in Schach.

Doch was passiert, wenn die Balance verloren geht? Eine gestörte Darmflora (Dysbiose) oder eine durchlässige Darmschleimhaut (Leaky-Gut-Syndrom) können die Aktivität der DAO beeinträchtigen. Dies führt zu einem erhöhten Histamin-Spiegel und kann Symptome einer Histamin-Unverträglichkeit hervorrufen.

Die gute Nachricht: Du kannst aktiv etwas tun! Unterstütze deinen Darm durch eine ausgewogene Ernährung, reduziere Stress und vermeide schädliche Einflüsse wie Alkohol, Zucker und übermäßigen Antibiotika-Einsatz. So stärkst du deinen Darm und hilfst ihm, Histamin effizient zu verarbeiten.

Falls deine DAO-Werte im Stuhl messbar niedrig sind und der Histamin-Spiegel im Darm erhöht ist, gibt es bewährte Lösungen. In unserer Praxis setzen wir auf ein einfaches, aber effektives Stufentherapiekonzept:

1. **Regeneration der Darmschleimhaut:** Für vier bis maximal acht Wochen behandeln wir mit Glutamin und Quercetin, um Entzündungen zu reduzieren, die Mastzellen zu beruhigen und die Schleimhaut zu stärken. Während dieser Zeit sollte auch eine histamreduzierte Ernährung (siehe Basis der Histamin-Pyramide, Seite 192) eingehalten werden.
2. **Gezielte Unterstützung durch Probiotika:** Nach Phase 1 werden für drei bis sechs Monate spezifische probiotische Bakterienstämme eingesetzt. Diese wirken entweder histaminsenkend oder produzieren kein Histamin – eine echte Wohltat für deinen sensiblen Darm!

Starte jetzt und gib deinem Darm die Pflege, die er verdient. Mit einer starken Darmschleimhaut und einer ausgewogenen Darmflora kannst du den Pegel deines Histamin-Fasses dauerhaft senken.

Hilfreiche Probiotika

Histaminsenkende Stämme – deine Verbündeten

- Bifidobacterium infantis: hilft nicht nur, Histamin zu senken, sondern unterstützt auch bei Darmentzündungen und Reizdarmsyndrom.
- Bifidobacterium longum: reduziert Histamin und lindert akute Durchfälle – ein Multitalent!
- Lactobacillus rhamnosus: baut Histamin ab und ist besonders gut verträglich.
- Lactobacillus plantarum: kann biogene Amine abbauen, auch wenn Studien am Menschen noch ausstehen.

Neutrale Stämme – sicher und zuverlässig

- Bifidobacterium bifidum
- Bifidobacterium breve
- Bifidobacterium lactis
- Lactobacillus salivarius
- Lactobacillus gasseri

Einige Bakterienarten können Histamin bilden oder zur Histaminfreisetzung beitragen und sollten bei Histaminosen im Darm vermieden werden:

- Lactobacillus casei (außer bestimmte Untergruppen)
- Lactobacillus bulgaricus
- Streptococcus thermophilus
- Escherichia coli
- Enterococcus faecalis

Dieses Konzept hat sich über 20 Jahre hinweg in der Praxis als äußerst effektiv erwiesen, insbesondere bei:

- Leaky-Gut-Syndrom: Unterstützung der Darmschleimhaut und Wiederherstellung der Barrierefunktion.
- Einfachen Entzündungen: Linderung und Regeneration durch gezielte Maßnahmen.
- Einfachen Darmdysbiosen: Förderung einer gesunden Darmflora und -balance.

Für komplexere Darmerkrankungen wie SIBO, chronisch entzündliche Darmerkrankungen (z. B. Morbus Crohn, Colitis ulcerosa) oder Divertikulitis ist jedoch eine spezialisierte Betreuung durch erfahrene Therapeuten essenziell. Diese Erkrankungen erfordern eine individuelle Diagnostik und maßgeschneiderte Therapieansätze, die nur von Experten durchgeführt werden sollten.

Alle wichtigen Details zu den Einnahmeempfehlungen speziell für den »Darm-Lunge-Typ« findest du übersichtlich im Anhang. Schau gleich rein und entdecke, wie du deinen Körper gezielt unterstützen kannst.

Kein Knick im Genick: Stabilisiere deine HWS

Deine Halswirbelsäule verdient besondere Aufmerksamkeit, insbesondere wenn der Verdacht auf eine Instabilität besteht. Nackenprobleme und Histamin-Beschwerden können oft miteinander verbunden sein – eine instabile HWS könnte der Schlüssel zur Linderung deiner Symptome sein. Eine Untersuchung durch einen Spezialisten kann Klarheit schaffen, denn schon die Stabilisierung der HWS hat häufig positive Auswirkungen auf Histamin-Symptome.

Ein Orthopäde oder Neurologe ist dein Ansprechpartner für eine umfassende Diagnostik. Mithilfe manueller Tests sowie bildgebender Verfahren wie MRT, Funktionsröntgen oder Upright-MRT lassen sich Ursachen präzise erkennen. So erhältst du nicht nur Klarheit, sondern auch einen individuell abgestimmten Behandlungsplan.

Therapieansätze für eine stabile HWS:

- **Physiotherapie** Stabilisationsübungen stärken gezielt die Muskulatur.
- **Osteopathie** Verspannungen werden gelöst, um die Beweglichkeit zu verbessern.
- **Schmerztherapie** Gezielte Maßnahmen lindern Beschwerden und fördern die Regeneration.
- **Mikronährstofftherapie** Patienten mit instabiler HWS profitieren in der Regel von unseren Empfehlungen für den »MCAD-Typ« (siehe Anhang).

Durch sanfte Kräftigungsübungen und regelmäßige Bewegung kannst du selbst aktiv zur Stabilisierung der HWS beitragen. Vermeide dabei Erschütterungen und Überdehnungen – kleine Schritte führen langfristig zu spürbaren Verbesserungen. Mit einer frühzeitigen Diagnostik und den richtigen Maßnahmen kannst du deine Beschwerden effektiv lindern und wieder aktiv am Leben teilnehmen.

Lesetipp: Dr. Bodo Kuklinski & Anja Schemionek: Schwachstelle Genick, Aurum Verlag Bielefeld, 15. Auflage 2016.

Deine Nahrung ist nicht dein Feind: Der kulinarische Friedensvertrag

Wichtiger Hinweis für Allergiker:

Bevor wir weitermachen: Eine Sache liegt uns am Herzen:

Wenn du eine klassische Nahrungsmittelallergie hast – zum Beispiel auf Erdnüsse oder andere bekannte Auslöser –, dann bleib bitte unbedingt bei deinem bewährten Weg: Meiden, was dir schadet. Deine Gesundheit steht an erster Stelle. Und bei echten Allergien ist Vorsicht immer besser als Nachsicht.

Die folgenden Hinweise richten sich an dich, wenn du mit einer Histamin-Intoleranz oder MCAS zu tun hast – und keine klassische Nahrungsmittelallergie hast.

Wenn bei dir also keine bestätigte Allergie vorliegt, sondern du eher mit Unverträglichkeiten oder Reizreaktionen kämpfst, bist du hier genau richtig. Im Zweifel lasse bitte einen Allergietest beim Arzt durchführen.

Die folgenden Informationen und Tipps richten sich speziell an Personen, die eine Histamin-Sensibilität (Histaminose, HIT) haben. Wir zeigen dir hier, wie du deine Ernährung anpassen kannst, um Beschwerden zu reduzieren, und gleichzeitig eine ausgewogene und genussvolle Ernährung beibehalten kannst.

In diesem Kapitel räumen wir zunächst mit den häufigsten Irrtümern auf und zeigen dir, wie du deine Ernährung nicht als Einschränkung, sondern als Chance betrachten kannst – als Schlüssel zu mehr Wohlbefinden und Lebensqualität. Lass uns dafür einen Perspektivwechsel vornehmen. Statt uns auf Verbote zu konzentrieren, möchten wir dir nun zeigen, was du alles genießen kannst. Gemeinsam entdecken wir die vielfältigen Möglichkeiten einer histaminfreundlichen Küche. Lass uns gemeinsam die Freude am Essen wiederentdecken – ganz ohne Sorgen um Histamin!

Du hast bereits einen wichtigen Schritt gemacht: Du verstehst, dass sich eine Histaminose grundlegend von anderen Nahrungsmittelunverträglichkeiten unterscheidet. Lass uns diesen Gedanken vertiefen und die Besonderheiten hervorheben. Während zum Beispiel bei einer Laktoseintoleranz oder Glutenunverträglichkeit der Verzicht auf das problematische Nahrungsmittel oft ausreicht, um beschwerdefrei zu leben, ist die Situation bei einer Histaminose komplexer. Die Gründe sind folgende:

1. **Allgegenwärtigkeit von Histamin** Histamin ist nicht nur in Nahrungsmitteln enthalten, sondern wird auch vom Körper selbst produziert und erfüllt wichtige Funktionen.
2. **Unmöglichkeit des vollständigen Verzichts** Ein Leben gänzlich ohne Histamin ist weder möglich noch erstrebenswert.

3. **Individuelles Gleichgewicht** Es geht vielmehr darum, das für dich persönlich optimale Histamin-Niveau zu finden und zu halten.

Statt eines strikten Verzichts laden wir dich ein, deine Ernährung als Werkzeug zu betrachten, um dein Histamin-Fass in die Balance zu bringen. Es geht darum, bewusste Entscheidungen zu treffen, die dir guttun, ohne dich unnötig einzuschränken. Dabei möchten wir dich begleiten.

> Histaminosen sind komplexe Stoffwechselstörungen, keine Nahrungsmittelunverträglichkeiten

Histamin-Listen: Ein zweischneidiges Schwert

In der Welt der Histaminosen erscheinen Verbotslisten oft als vermeintlicher Rettungsanker. Doch diese scheinbar klare Einteilung in »gute« und »böse« Lebensmittel kann mehr Schaden als Nutzen anrichten. Lass uns bitte einen differenzierten Blick darauf werden.

1. Variabilität des Histamin-Gehalts: Der Histamin-Gehalt in Lebensmitteln ist nicht statisch. Er variiert je nach Reifegrad, Lagerung und Verarbeitung. Eine Tomate kann heute histaminarm sein und morgen nicht.
2. Individuelle Reaktionen: Unser Körper ist keine Maschine. Die Verträglichkeit kann sich von Tag zu Tag ändern, beeinflusst durch Faktoren wie den Hormonspiegel oder Stress und andere Faktoren, die den Pegel in deinem Histamin-Fass ansteigen lassen.
3. Der Nocebo-Effekt: Die ständige Angst vor »verbotenen« Lebensmitteln kann Symptome verstärken oder sogar hervorrufen – ein klassischer Nocebo-Effekt.
4. Tunnelblick auf Ernährung: Durch den Fokus auf Nahrungsmittel können andere wichtige Faktoren wie Stress oder Hormonstörungen übersehen werden. Dies ist nach unserer Erfahrung sogar regelmäßig der Fall!

Eine zu strikte Befolgung von Verbotslisten kann zu einer drastischen Einschränkung des Speiseplans führen. Die Folgen sind oft:

- massive Nährstoffmängel
- eine gestörte Darmflora
- erhöhtes Risiko für weitere Erkrankungen
- zunehmende Nahrungsmittelunverträglichkeiten

Statt seitenlanger Verbotslisten plädieren wir für einen ganzheitlichen Ansatz, der die Nahrungsvielfalt in den Vordergrund stellt. Um Missverständnissen vorzubeugen: Histamin-Nahrungsmittellisten können vorübergehend eine Hilfe für Betroffene sein, aber langfristig sollte eine gesunde und vor allem vielfältige Nahrungsauswahl im Vordergrund stehen.

Wichtig zu wissen: Unser Darm ist evolutionär auf Vielfalt programmiert. Eine diverse Ernährung unterstützt eine gesunde Darmflora.

- Bewusste Auswahl: Wähle Lebensmittel, die deinen Körper nähren und gleichzeitig die Histamin-Belastung reduzieren.
- Individuelles Experimentieren: Beobachte, wie dein Körper auf verschiedene Lebensmittel reagiert. Jeder Mensch ist einzigartig.
- Ganzheitlicher Blick: Berücksichtige neben der Ernährung auch andere Faktoren wie Stress, Schlaf und Bewegung.

Der Weg zu einem ausbalancierten Histamin-Spiegel ist eine Reise der Entdeckung und des Lernens – nicht eine der Verbote und dauerhaften Einschränkungen.

Legen wir los!

Die Histamin-Pyramide: Orientierung leicht gemacht

Um dir einen besseren Überblick über histaminreiche- und histaminarme Nahrungsmittel zu verschaffen, werfen wir am besten zunächst gemeinsam einen Blick auf die Histamin-Pyramide. Sie zeigt dir anhand von Beispielen, welche Lebensmittelgruppen gut für dich geeignet sind und welche du besser meiden solltest.

Blättere um und entdecke die Histamin-Pyramide!

Die Histamin-Pyramide

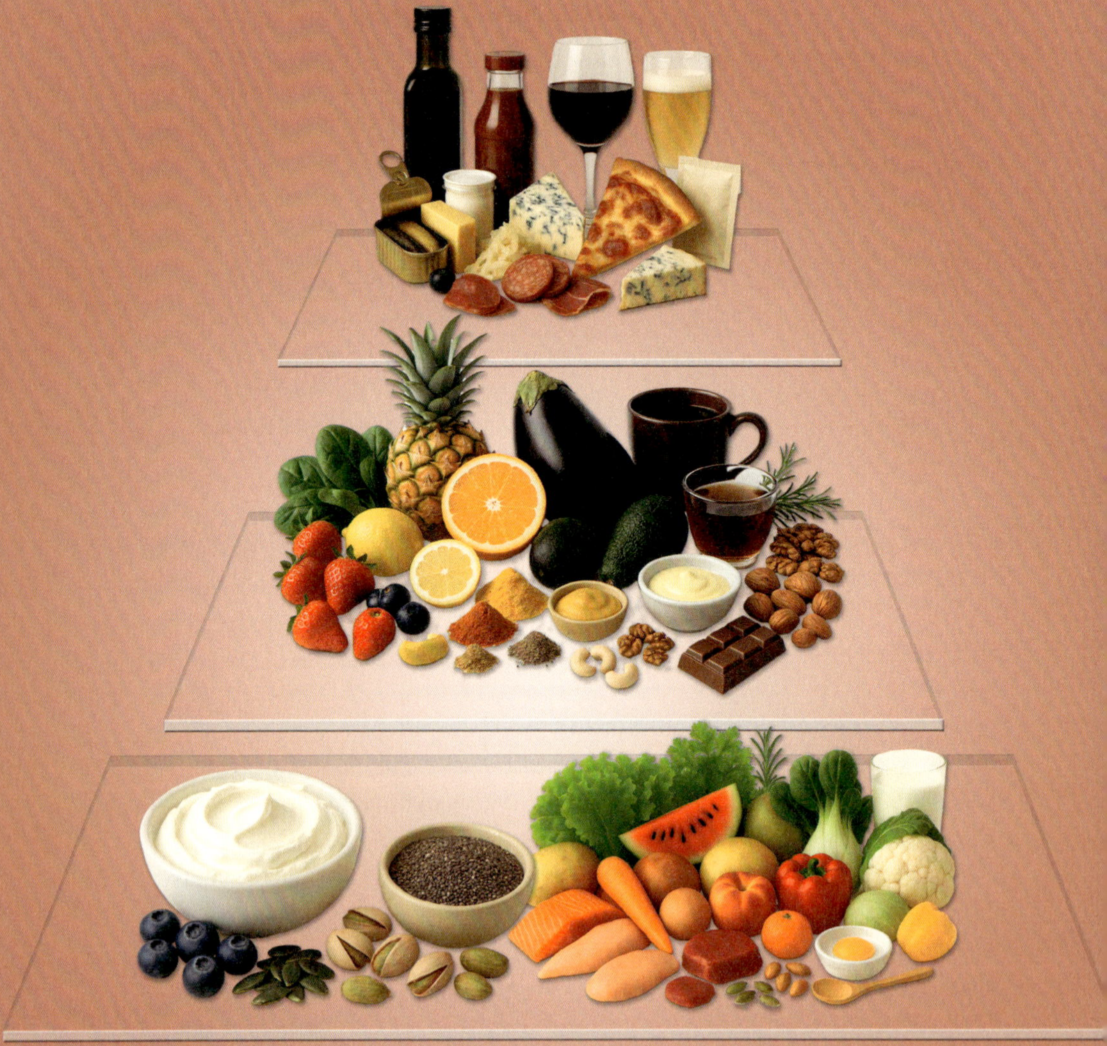

Foto: Dieses Bild wurde zur besseren Veranschaulichung mit KI generiert.

Spitze der Pyramide: Höchster Histamin-Gehalt – vermeiden

Tomatenprodukte: Ketchup, Tomatensauce, Tomatenmark
Fermentierte Produkte: Sauerkraut, Essig, Sojasauce, Hefeextrakt
Lang gereifter Käse: Emmentaler, Brie, Roquefort, Camembert, Parmesan
Wurstwaren: Salami, roher Schinken, Mettwurst
Fischprodukte in Konserven, wie z. B. Thunfisch, Makrele, Sardellen sowie Räucherlachs
Alkoholische Getränke: Rotwein, Prosecco, Bier und Champagner
Fertigprodukte: Pizza, Tütensuppen, Konserven

Mittlere Ebene: Moderater Histamin-Gehalt – mit Vorsicht genießen

Gewürze und Soßen: Curry-Gewürzmischungen, Senf, Chilli, Pfeffer, Brühe (mit Hefe)
Früchte: Zitrusfrüchte (Orangen, Zitronen), Ananas, reife Bananen, Erdbeeren
Gemüse: Tomaten, Avocado, Auberginen, Spinat
Nüsse: Cashews, Haselnüsse, Walnüsse
Kaffee und schwarzer Tee, Schokolade

Basis der Pyramide: Niedriger Histamin-Gehalt – meist gut verträglich

Frisches Gemüse: Zucchini, Karotte, Kartoffel, Brokkoli, Fenchel, Pastinake, Paprika, Kohlgemüse, Blattsalat, Kürbis
Früchte: Apfel, Heidelbeere, Mango, Granatapfel, Melone, Nektarine, Aprikose
Frisches Fleisch und Fisch (ungewürztes Fleisch und fangfrischer Fisch), Ei (insb. Eigelb)
Milchprodukte ohne Reifung: Frischkäse, Quark, junger Gouda, Süßrahmbutter, Mozzarella, Reis, Quinoa, Hirse
Pilze: Champignon, Shiitake, Kräuterseitling
Nüsse und Samen: Mandel, Macadamia, Pistazien, Kürbiskerne, Chiasamen, Leinsamen

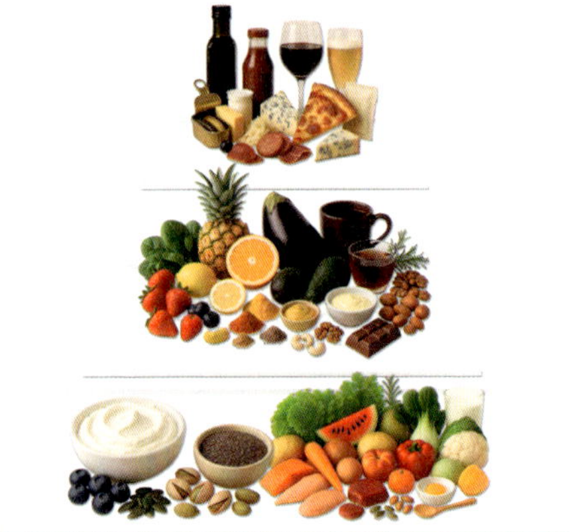

Diese Lebensmittel enthalten durch ihren hohen Grad der Verarbeitung besonders viel Histamin und sollten gemieden werden:

Diese Lebensmittel haben je nach Reifungs- und Verarbeitungsgrad teilweise einen hohen Histamingehalt oder wirken als Histamin-Liberatoren. Sie können daher bei einigen Menschen zu Histamin-Symptomen führen. Daher sollten sie mit Vorsicht und ggfs. nur in kleinen Mengen konsumiert werden:

Lebensmittel mit geringem Histamin-Gehalt oder solche, die frisch und unverarbeitet konsumiert werden können:

Was fällt dir auf, wenn du die Pyramide ansiehst? Genau: Je stärker ein Lebensmittel verarbeitet ist, desto höher ist in der Regel sein Histamin-Gehalt. Das macht die Pyramide zu einem praktischen und leicht einprägsamen Leitfaden für deine Ernährung.

1. **An der Spitze:** Lebensmittel mit hohem Histamin-Gehalt – hier ist Vorsicht geboten.
2. **In der Mitte:** Nahrungsmittel, die in Maßen genossen werden können. Menschen reagieren sehr unterschiedlich auf diese Lebensmittel.
3. **An der Basis**: deine »sicheren Häfen« – Lebensmittel mit geringem Histamin-Gehalt.

Im Gegensatz zu starren Verbotslisten lädt die Histamin-Pyramide dich ein, flexibel und bewusst mit deiner Ernährung umzugehen. Sie ist ein Leitfaden, kein strenges Regelwerk. Die einprägsame Form der Pyramide macht es leicht, die Informationen auch ohne ständiges Nachschlagen abzurufen. So wird die bewusste Lebensmittelauswahl zu einer natürlichen Gewohnheit.

Schritt-für-Schritt-Ansatz für deine Ernährung

Phase 1: Sanfte Entlastung (die ersten 4 Wochen)
In den ersten Wochen liegt der Fokus darauf, deinen Körper zu entlasten und dein »Histamin-Fass« schnell zu entleeren. Dafür empfehlen wir dir, vor allem Lebensmittel aus der Basis der Histamin-Pyramide zu wählen. Diese sind besonders gut verträglich und helfen deinem Körper, zur Ruhe zu kommen.

Phase 2: Behutsame Erweiterung
Nach der anfänglichen Entlastungsphase kannst du deine Ernährung langsam erweitern. Füge schrittweise Lebensmittel aus der mittleren Ebene der Pyramide hinzu, um herauszufinden, welche Nahrungsmittel für dich gut funktionieren und welche du besser meiden solltest.

Lebensmittel aus der Spitze: Genuss in Ausnahmefällen
Produkte aus der Spitze der Pyramide enthalten besonders viel Histamin und sollten daher nur selten und in besonderen Ausnahmefällen auf deinem Speiseplan stehen. Sie können Beschwerden auslösen und sollten mit Vorsicht genossen werden.

Dieser Ansatz hilft dir, deine Ernährung gezielt anzupassen und gleichzeitig herauszufinden, was deinem Körper guttut.

Die TAFF-Regel: Dein einfacher Wegweiser zur histaminfreundlichen Ernährung

Die Histamin-Pyramide bietet dir eine klare Orientierung, welche Lebensmittel besonders verträglich sind. Aber wir wollen dir noch eine zusätzliche Unterstützung an die Hand geben: die TAFF-Regel. Das war's dann auch mit den Regeln. Versprochen!

Die TAFF-Regel enthält vier Grundprinzipien einer gesunden und histaminfreundlichen Ernährungsweise.

Das Akronym TAFF steht für: Trinkmenge, Abwechslung, Frische und Fette. Lass uns gemeinsam entdecken, wie du mit der TAFF-Regel eine Ernährung gestalten kannst, die dich und deinen Körper optimal unterstützt.

T wie Trinkmenge

Wusstest du, dass Wasser ein echtes Wundermittel gegen Histamin sein kann? Schauen wir uns an, warum und wie du es optimal nutzen kannst!

- Histamin ist wasserlöslich.
- Nieren und Darm bauen Histamin ab – wenn genug Wasser da ist.
- Wasser hilft, Histamin schneller aus dem Körper zu spülen.

Wie viel solltest du trinken?

- Mindestens 2 Liter stilles Wasser täglich.
- Faustregel 35 ml pro kg Körpergewicht – Beispiel: Bei 70 kg sind das 2,5 Liter pro Tag.
- An heißen Tagen oder beim Sport ist es besonders wichtig, deinen Körper mit ausreichend Flüssigkeit zu versorgen. Trink dann also noch ein bisschen mehr, um fit und energiegeladen zu bleiben.
- Trinke extra viel nach histaminreicheren Mahlzeiten.

Wichtig zu wissen:

- Cola und andere Softdrinks zählen nicht als Wasser!

Mit diesen Tipps wird es dir leichter fallen, deinen Körper mit genug Wasser zu versorgen, und dein Histamin-Spiegel wird es dir danken.

Clevere Tricks, um mehr Wasser zu trinken

Fällt es dir schwer, regelmäßig zu trinken? Wir haben ein paar einfache und kreative Lösungen für dich!

- **Lass dich erinnern**
  → Smarte Helfer: Deine Smartwatch oder dein Fitness-Tracker kann dich ans Trinken erinnern.
  → Trink-Apps: Probiere Apps wie »Wasser Trinkwecker« oder »Daily Water« aus. Sie schicken dir freundliche Erinnerungen.

- **Mach es sichtbar**
  → Flasche mit Markierungen: Eine Wasserflasche mit Skala zeigt dir, wie viel du schon geschafft hast.
  → Bunte Gläser: Verwende schöne oder farbenfrohe Gläser – das macht Lust aufs Trinken!

- **Baue es in deinen Alltag ein**
  → Feste Trinkzeiten: Trinke immer nach dem Aufstehen, vor Mahlzeiten oder vorm Schlafengehen.

Unser Tipp

Stelle deine Wasserflasche gut sichtbar auf deinen Schreibtisch oder neben die Couch. So denkst du automatisch öfter daran zu trinken.

Mit diesen einfachen Tricks wird regelmäßiges Wassertrinken bald zu deiner neuen Gewohnheit.

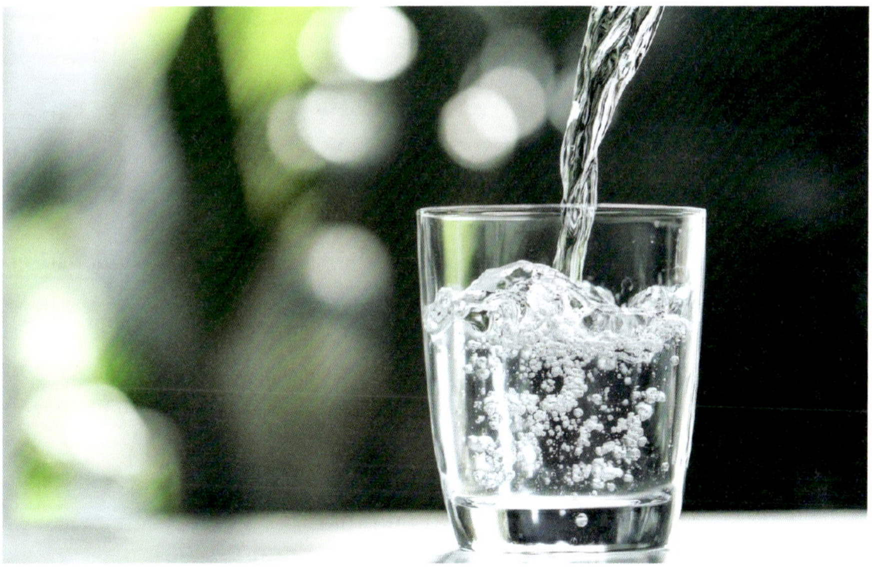

Foto: rahmi ayu/shutterstock.com

Kyras Wasser-Tipp: Ayurvedisches Wasser für jeden Tag

Kyra hat einen besonderen Tipp für dich: ayurvedisches Wasser! Es ist das ganze Jahr hindurch ein perfekter Begleiter und lässt sich leicht mit Curcuma oder Ingwer würzen.

Wie geht das?

- Morgens vorbereiten: Koche 2 Liter stilles Wasser für 1–2 Minuten mit offenem Deckel und fülle es dann in eine Thermoskanne.
- Regelmäßig trinken: Trinke über den Tag verteilt alle 30 Minuten ein paar Schlucke. So bleibt dein Körper hydriert und dein Stoffwechsel aktiv.

Ayurvedisches Wasser ist nicht nur lecker, sondern fördert auch die Verdauung und hilft, Giftstoffe auszuspülen. Probiere es aus und entdecke die Vorteile für dich selbst!

A wie Abwechslung

Eine abwechslungsreiche und bunte Ernährung ist nicht nur ein Fest für die Sinne, sondern auch ein echter Gewinn für deine Gesundheit. Sie unterstützt deinen Darm, versorgt deine Zellen mit wichtigen Nährstoffen und kann sogar helfen, Nahrungsmittelallergien vorzubeugen.

Jedes Lebensmittel liefert einzigartige Nährstoffe, die dein Körper braucht, darunter:

- **Vitamine und Mineralstoffe** für starke Abwehrkräfte und Energie und die optimale Funktion von DAO und HNMT.
- **Essenzielle Aminosäuren** Bausteine für Muskeln und Immunsystem.
- **Gesunde Fettsäuren** für Herz und Gehirn und für die »Beruhigung« der Mastzellen.
- **Spurenelemente** für Stoffwechsel und Zellfunktionen und als Cofaktoren für DAO und HNMT.

- **Sekundäre Pflanzenstoffe** für den Schutz vor freien Radikalen und zur »Beruhigung« der Mastzellen (z. B. Quercetin).

Eine vielfältige Ernährung mit viel frischem Obst und Gemüse liefert dem Darm und Gehirn wichtige Vitalstoffe, die beim Abbau von biogenen Aminen und Histamin helfen können. Nutze die Vielfalt! Noch nie war die Auswahl an Lebensmitteln so groß wie heute. Greife zu buntem Obst, frischem Gemüse, Hülsenfrüchten, Nüssen und vielem mehr und schenk deinem Körper alle wichtigen Vitalstoffe, die er braucht!

F wie Frische

Frische Lebensmittel sind wahre Kraftpakete für histaminsensitive Menschen und bieten zahlreiche Vorteile. Darum sind frische Lebensmittel so wichtig:

- **Histaminarm** Frische Produkte enthalten in der Regel wenig bis kein Histamin, da Histamin meist erst durch Lagerung, Reifung oder Verarbeitung entsteht.
- **Nährstoffreich** Sie liefern wertvolle Vitamine, Mineralstoffe und Antioxidantien, die deinen Körper unterstützen.
- **Histamin-Regulation** Bestimmte Nährstoffe wie Vitamin B6, Vitamin C, Folat und sekundäre Pflanzenstoffe fördern den Abbau von Histamin im Körper.

Verarbeitete Lebensmittel haben viele problematische Eigenschaften:

- Hoher Histamin-Gehalt: Durch längere Lagerung und Verarbeitung steigt der Histamin-Gehalt oft stark an.
- Zusatzstoffe: Konservierungsstoffe und andere Zusätze können Unverträglichkeiten auslösen.
- Nährstoffverlust: Viele Vitamine und Mineralstoffe gehen bei der Verarbeitung verloren.

Tipps für mehr Frische im Alltag:

- Saisonal einkaufen: Kaufe frisches Obst und Gemüse vom lokalen Markt.
- Planung: Plane deine Mahlzeiten so, dass du frische Zutaten direkt verwenden kannst.

- Experimentieren: Probiere neue Rezepte mit frischen Zutaten aus.
- Fertigprodukte minimieren: Reduziere den Konsum von Fertigprodukten auf ein Minimum.

Eine Ernährung, die überwiegend auf frischen und unverarbeiteten Lebensmitteln basiert, kann bedeutend dazu beitragen, Histamin-Probleme zu reduzieren, und gleichzeitig deine Gesundheit fördern. Nutze die Power frischer Produkte! Natürlich so naturbelassen wie möglich. Je frischer, desto besser. Je regionaler, desto besser.

F wie Fette (aber die richtigen!)

Du gibst deinem Auto vermutlich nur das allerbeste Öl – warum solltest du für deinen Körper weniger tun? Es ist Zeit für einen Ölwechsel in deiner Küche. Bring deine Gesundheit auf Hochtouren!

Viele herkömmliche Öle in unseren Küchen sind wie Sand im Getriebe unseres Körpers:

- raffinierte Sonnenblumenöle
- ranziges Leinöl
- billige Margarinen
- gehärtete Pflanzenfette

Diese Öle können Entzündungen fördern und stehen im Verdacht, oxidativen Stress zu verursachen. Lass uns deine Küche mit hochwertigen Ölen aufwerten, die wahre Gesundheits-Booster sind:

- Natives Olivenöl extra: reich an Antioxidantien, perfekt für Salate, zum sanften Braten und aufgrund der Omega-9-Öle super für deine DAO
- Leinöl: eine Omega-3-Bombe, ideal für kalte Speisen
- Kokosöl: stabil beim Erhitzen und mit antimikrobieller Wirkung

Der Omega-9-Boost für dein DAO-Enzym

Stell dir vor, du könntest die Aktivität eines wichtigen Enzyms in deinem Körper um das Fünffache steigern – und das ganz natürlich! Genau das ist mit Omega-

9-Fettsäuren möglich. Diese Wunderwaffen der Ernährung, insbesondere die Ölsäure, haben einen beeindruckenden Effekt auf das DAO-Enzym.

Wissenschaftliche Studien haben Erstaunliches enthüllt: Die Aufnahme von Omega-9-Fettsäuren kann die Freisetzung des DAO-Enzyms in deinem Blutkreislauf um sagenhafte 500 Prozent erhöhen. Das ist wie ein Turbo für deinen Stoffwechsel.

Die Hauptquelle dieser Superkraft? Olivenöl! Besonders kaltgepresstes, natives Bio-Olivenöl ist ein wahrer Schatz. Es ist nicht nur lecker, sondern kann auch einem DAO-Mangel vorbeugen.

Neben Olivenöl gibt es noch andere Omega-9-Helden: Nüsse – besonders Macadamianüsse sind echte Omega-9-Kraftpakete.

Die Omega-9-Fettsäuren sind wie ein Startsignal für dein DAO-Enzym. Sie lösen die Freisetzung über die Blutbahn aus – ein cleverer Mechanismus deines Körpers.

Integriere Omega-9-Fettsäuren in deinen Alltag:

- Verwende Olivenöl in Salaten oder zum Kochen.
- Snacke Nüsse zwischendurch.

Mit den richtigen Ölen und Fetten in deiner Küche:

- beruhigst du deine Mastzellen
- unterstützt du dein Herz-Kreislauf-System
- förderst du deine Gehirngesundheit

PRAXIS

Praxisteil: Ernährung

Die Küchenpraxis: Jetzt geht's ans Eingemachte:

Du bist bereit – jetzt wird's praktisch!

Du hast dir bereits eine Menge Wissen angeeignet. Jetzt ist es an der Zeit, aktiv zu werden! Lass uns gemeinsam deine Küche erkunden und einen kritischen Blick in deine Schränke werfen. Mach deinen Vorratsraum zu einer echten Oase der Gesundheit.

Das große Ausmisten

Was darf bleiben, was muss gehen? Schritt für Schritt schaffen wir Platz für Lebensmittel, die dir guttun – und verabschieden uns von denen, die dir nicht helfen. Bereit? Los geht's!

Folgende Lebensmittel könnten deiner Gesundheit eher schaden als nützen:

1. Konserven und Gläser: oft reich an Histamin und Zusatzstoffen
2. Eingelegtes und Gepökeltes: Histamin-Bomben par excellence
3. Lange gelagertes Fleisch und Fisch: z. B. Salami, Rauchfleisch, Thunfisch in Dosen
4. Minderwertige Öle: insbesondere raffinierte Sonnenblumenöle
5. Zucker und zuckerhaltige Produkte: Förderer von Entzündungen

Was darf bleiben oder neu einziehen?

- Frisches Obst und Gemüse: die Basis einer gesunden Ernährung
- Hochwertige Öle: natives Olivenöl, frisches Leinöl, Kokosöl
- Nüsse und Samen: in Maßen als gesunde Snacks
- Hülsenfrüchte: getrocknete Linsen, Bohnen, Kichererbsen
- Vollkornprodukte: Quinoa, Buchweizen, Haferflocken
- Kräuter und Gewürze: frisch oder tiefgefroren für mehr Geschmack
- Säfte aus histaminarmen Früchten: selbst gepresst oder ohne Zusätze

Dein Weg zu einer gesünderen Küche

1. Inventur machen: Gehe Schrank für Schrank durch und sortiere gezielt aus.
2. Bewusst einkaufen: Plane deine Mahlzeiten und kaufe gezielt ein.
3. Frische bevorzugen: Setze auf frische, unverarbeitete Lebensmittel.

Dieser Küchen-Check ist der erste Schritt zu einer histaminfreundlichen und gesundheitsfördernden Ernährung. Mit jedem aussortierten Produkt und jeder neuen gesunden Zutat kommst du deinem Ziel einer vitaleren Lebensweise näher. Genieße den Prozess und die positiven Veränderungen, die du bald spüren wirst!

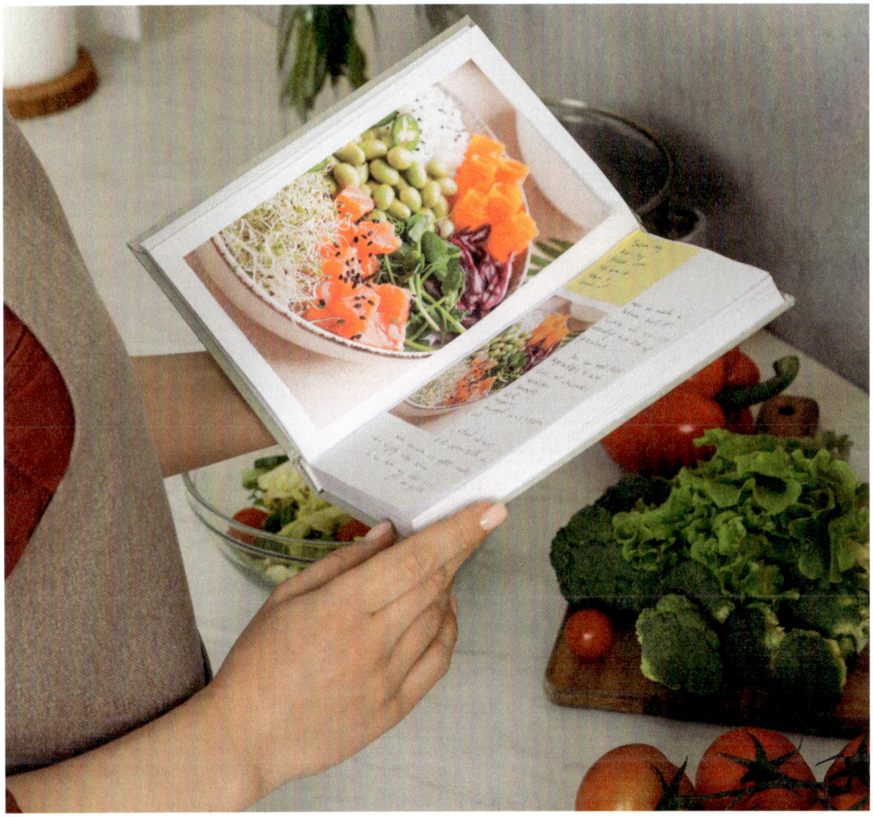

Foto: New Africa/shutterstock.com

Kaffee und Histamin: Eine komplizierte Beziehung

Liebst du Kaffee, hast aber Histamin-Probleme? Das kann knifflig sein. Was Kaffee mit deinem Histamin-Spiegel macht:

- Blockiert den Histamin-Abbau: Koffein bremst das Enzym, das Histamin abbaut.
- Setzt Histamin frei: Regt deinen Körper an, mehr eigenes Histamin freizusetzen.
- Aktiviert den Körper: Kaffee bringt Kreislauf, Herz und Verdauung in Schwung.

Tipps für Kaffeegenießer

- Espresso wird oft besser vertragen als Filterkaffee.
- Trinke ihn mit stillem Wasser.
- Probiere koffeinfreie oder koffeinarme Sorten.

So kannst du vielleicht doch noch deinen Kaffee genießen, ohne dein Histamin-Fass zum Überlaufen zu bringen.

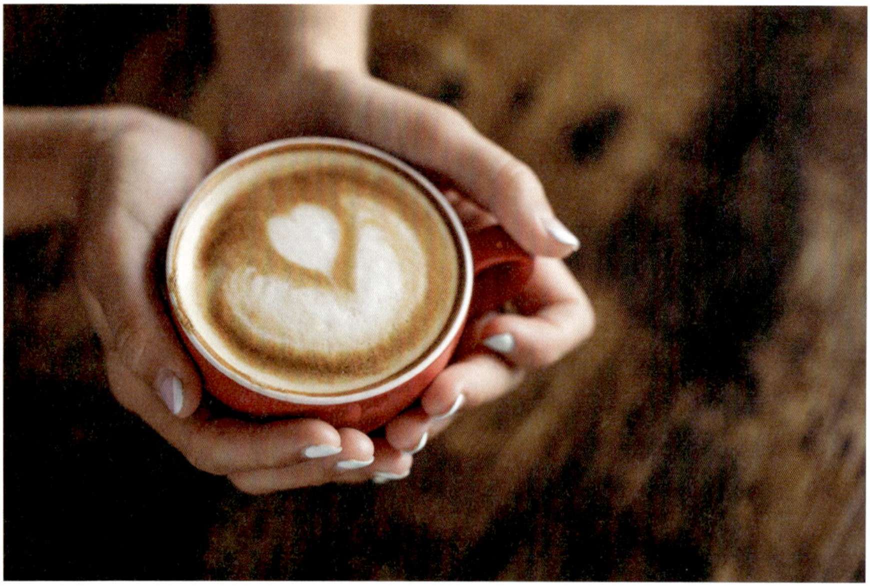

Foto: Gala AP/shutterstock.com

PRAXIS

Leckere Alternativen: Tees für Histamin-Empfindliche

Du liebst Tee, aber verträgst nicht alles? Kein Problem! Hier sind einige köstliche und bekömmliche Alternativen für dich:

1. Tulsi: beruhigender ayurvedischer Genuss
2. Rooibos: koffeinfreier Mineralstoff-Boost aus Südafrika
3. Ingwer: natürlicher Entzündungshemmer mit Quercetin
4. Kräuter: sanfte Klassiker wie Kamille und Fenchel
5. Hibiskus: quercetinreich zur Histamin-Regulierung
6. Cistus: Antioxidantien-Kraftpaket
7. Benifuuki: japanischer Grüntee mit Anti-Allergie-Potenzial

Diese Tees schmecken nicht nur gut, sondern können auch deine Histamin-Beschwerden lindern. Probiere dich durch und finde deinen neuen Lieblingstee.

Softdrinks: Zuckerfallen ohne Nährwert

Wenn du unter einer Histaminose leidest, solltest du vorsichtig mit Softdrinks wie Cola umgehen. Die Gründe dafür:

- Zucker-Turbo: Der hohe Zuckergehalt kann deine Verdauung beschleunigen und Beschwerden auslösen.
- Koffein-Kick: regt die Histamin-Produktion an.
- Kohlensäure-Knaller: Kohlensäure gilt als Problemstoff bei Histamin-Intoleranz.
- Zusatzstoff-Zoo: Manche Inhaltsstoffe können Probleme verursachen.

Zucker und Histaminose: eine süße Herausforderung

Liebe Leserin, lieber Leser, hast du dich schon einmal gefragt, warum Zucker bei einer Histaminose problematisch sein kann? Stell dir vor, dein Körper wäre ein empfindliches Orchester. Zucker ist wie ein übermotivierter Dirigent, der die Histamin-Musiker zu lauterem Spielen animiert. Bei Menschen mit HIT kann dies zu einem unangenehmen Konzert von Symptomen führen.

Zucker ist ein Meister der Verführung, nicht wahr? Leider kann zu viel davon zu unerwünschten Extrapfunden führen. Bei Histaminosen ist das besonders tückisch, denn jedes zusätzliche Kilo kann die Beschwerden aufgrund von Entzündungsreaktionen verstärken. Es ist, als würde man seinem empfindlichen Körper einen schweren Rucksack aufbürden.

Unser Darm ist wie ein fleißiger Gärtner, der für ein gesundes »Körper-Ökosystem« sorgt. Zucker kann diesen Gärtner überfordern und das empfindliche Gleichgewicht stören. Bei einer Histaminose brauchen wir aber einen topfitten Darm für den Histamin-Abbau!

Kennst du das? Nach dem Zuckergenuss fühlt man sich kurz großartig, aber dann kommt der Absturz. Bei Histamin-Intoleranz kann diese Achterbahnfahrt besonders wild sein und zu einem Teufelskreis aus Heißhunger und Beschwerden führen.

Unsere Leber ist dabei wie ein Superheld, der Giftstoffe bekämpft. Zu viel Zucker kann diesen Helden schwächen. Histamin-Empfindliche brauchen aber eine starke Leber, um Histamin effektiv abzubauen.

Es gibt viele leckere Alternativen für dich:

- erfrischendes Wasser (z. B. mit einem Spritzer Zitrone)
- sanfte Ingwerlimonade (histaminarm)
- exotisches Kokoswasser
- milder Früchtetee (ohne histaminreiche Früchte)
- prickelndes Mineralwasser

Apfelsaft – dein histaminfreundlicher Alleskönner

Äpfel sind wie ein Schweizer Taschenmesser für Menschen mit Histamin-Problemen – vielseitig und zuverlässig. Sie setzen kein Histamin frei und enthalten sogar Quercetin, das beim Histamin-Abbau hilft.

Warum wir Äpfel so toll finden:

- Sie sind fast immer verträglich.
- Sie helfen bei Histamin-Schüben.
- Sie sind leicht verdaulich.
- Und sie sind perfekt für empfindliche Mägen.

Die besten Apfelsorten für dich:

- rote Sorten (viel Quercetin & magenfreundlich): Braeburn, Fuji, Red Delicious, Jonagold, Elstar
- Besonders milde Sorten: Gala, Golden Delicious, Pink Lady
- Alte Sorten (weniger Allergene, mehr Polyphenole): Gravensteiner, Boskop, Santana

Tipp: Unsicher? Starte mit Gala, Golden Delicious oder Red Delicious.

Mach deinen eigenen Apfel-Saft – einfach und lecker!

1. Wähle deine Lieblingsäpfel, wasche sie und schneide sie klein.
2. Im Mixer pürieren: Lass den Mixer etwa 1 Minute arbeiten, bis alles cremig ist.
3. Durch ein feines Sieb abseihen
4. Füge je nach Geschmack ein (halbes) Glas Wasser hinzu.
5. Mit Honig oder Birkenzucker abschmecken: Füge bei Bedarf ein wenig Süße hinzu und genieße.

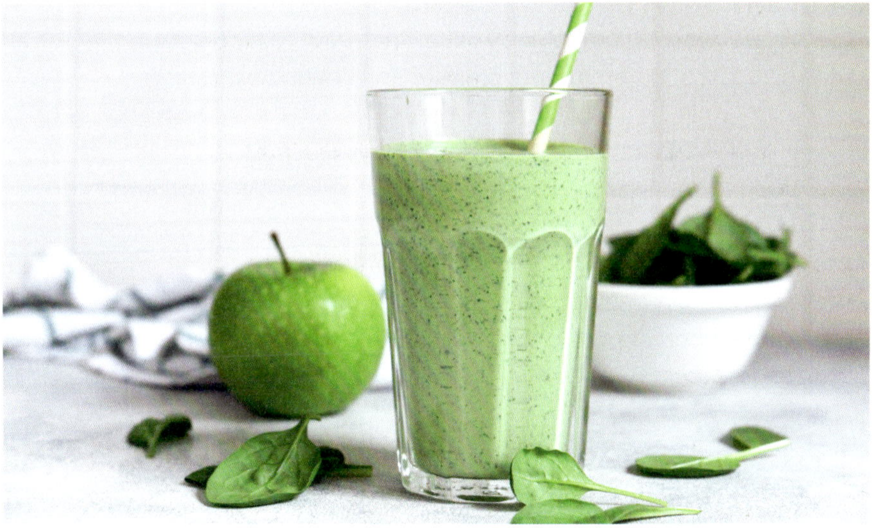

Foto: Liliya Kandrashevich/shutterstock.com

PRAXIS

PRAXIS

Erfrischende Smoothie-Rezepte für deinen perfekten Start in den Tag

Entdecke unsere Lieblingsrezepte, die uns jeden Tag neue Energie geben! Es sind zwei einfache und leckere Smoothie-Rezepte für etwa 500 ml, die du leicht nachmachen kannst.

Apfel-Birne-Fenchel-Smoothie – sanfter Morgenstart

- 1 Apfel (Gala oder Golden Delicious)
- 1 kleine Birne
- ½ Fenchelknolle
- 200 ml Wasser
- 1 Teelöffel Honig

Energie-Start in den Tag – der perfekte Kick

- 1 Apfel
- 1 Handvoll Heidelbeeren
- 1 Karotte
- 200 ml Kokoswasser

Experimentiere mit verschiedenen Zutaten und finde deine eigenen Lieblingsrezepte. Guten Appetit und viel Spaß beim Ausprobieren!

PRAXIS

Die Wiederentdeckung von Vitamin U

In den 1950er-Jahren machte der amerikanische Arzt Dr. Garnett Cheney eine erstaunliche Entdeckung: Weißkohlsaft als wirksames Heilmittel gegen Magen- und Dünndarmgeschwüre. Diese Erkenntnis eröffnete neue Perspektiven in der Behandlung von Magenerkrankungen – lange bevor die heute üblichen Säureblocker auf den Markt kamen.

Was hat Dr. Cheney entdeckt?

- Seine Tierversuche mit Meerschweinchen zeigten eine schnelle Genesung durch Weißkohlsaft bei Magengeschwüren.
- Er testete dies dann bei Menschen mit einem Viertel Liter frisch gepresstem Weißkohlsaft täglich und es funktionierte genauso gut.
- Benennung der heilenden Substanz als »Vitamin U« (von »ulcer«, englisch für Geschwür).

Vitamin U entschlüsselt

Später wurde »Vitamin U« als L-Methionin identifiziert, eine essenzielle schwefelhaltige Aminosäure mit vielfältigen Funktionen im Körper:

- Sie ist der Startpunkt für die Proteinsynthese in Zellen.
- Sie ist ein wichtiger Methylgruppenlieferant für verschiedene Stoffwechselprozesse.
- Sie unterstützt bei Harnwegsinfektionen durch die Harnansäuerung.
- Sie ist am Histamin-Abbau beteiligt (als Bestandteil von SAMe).

Keine Sorge – literweise Kohlsaft war gestern! Heutzutage musst du nicht mehr große Mengen Kohlsaft trinken, um deinen Methionin-Bedarf zu decken. Diese wertvolle Aminosäure, auch bekannt als Vitamin U, steckt reichlich in Lebensmitteln wie Fleisch, Fisch und Eiern. Und für alle, die es besonders praktisch mögen: Methionin gibt es auch bequem als Nahrungsergänzungsmittel in Tablettenform.

PRAXIS

Heute sehe ich es lockerer ...!
Ernährungswissen im Gespräch

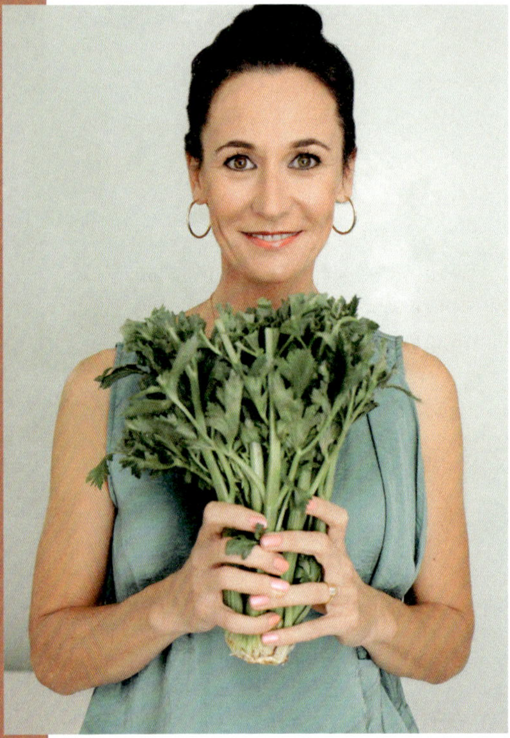

Foto: privat

Nathalie Sailer-Langes: Expertin mit Herz und Erfahrung

Nathalie Sailer-Langes ist nicht nur ganzheitliche Ernährungs- und Gesundheitsberaterin mit eigener Praxis im idyllischen Hohenloher Land (Kreis Heilbronn), sondern auch erfolgreiche Kochbuchautorin. Als von Histaminose und HPU (Hämopyrrollaktamurie) Betroffene kennt sie die Herausforderungen und Besonderheiten einer histamingesunden Ernährung aus erster Hand. Mit ihrer Expertise und Empathie begleitet sie Menschen auf ihrem Weg zu mehr Wohlbefinden und Lebensqualität. Wir hatten das Vergnügen, uns mit Nathalie über ihre Arbeit, ihre persönlichen Erfahrungen und ihre Leidenschaft für eine ganzheitliche Gesundheit zu unterhalten.

Was hat dich dazu inspiriert, Ernährungsexpertin für Histamin-Erkrankungen zu werden?

Tatsächlich war ein Trauma der Auslöser meiner Erkrankung. Nach der Geburt unseres zweiten Kindes folgten weitere Schicksalsschläge. Glück und Trauer lagen zu eng beieinander. Ich entwickelte Verlustängste und bekam Panikattacken. Körperliche Beschwerden, wie heftige Magen- und Darmbeschwerden, Refluxösophagitis, Muskelschmerzen, Erschöpfung und Ohnmachtsanfälle machten das Leben für die ganze Familie sehr anstrengend, denn ich war ab da viele Jahre lang mehr krank als gesund.

Nach einer regelrechten Odyssee an Heilpraktiker- und Arztbesuchen, die nie den gewünschten Erfolg brachten, war ich fest davon überzeugt, endlich selbst die Ursache meiner Beschwerden finden zu müssen, statt immer nur Symptome zu lindern. Ich wollte mich nicht mit »Es geht nicht« oder »Es ist halt so« abfinden. Tatsächlich kündigte ich damals meinen Job als Marketingmanagerin in einem Weltunternehmen, machte an der Akademie der Naturheilkunde mein Fernstudium zur Fachberaterin für holistische Gesundheit und eröffnete 2016 meine eigene Praxis. Kurz darauf stieß ich per Zufall durch eine Kollegin auf die Stoffwechselstörung Hämopyrrollaktamurie (HPU). Diese geht interessanterweise überdurchschnittlich häufig auch mit Histamin-Störungen einher, was ich aber erst später herausfand.

Im Frühjahr 2020 hatte ich plötzlich 10 Tage lang über 40 Grad Fieber und sehr starke Magen- und Gliederschmerzen. Mit damals nur noch 46 kg bei einer Körpergröße von 1,70 m und Verdacht auf Corona wurde ich ins Krankenhaus eingeliefert. Covid-19 konnte nicht bestätigt werden und auch die Magen- und Darmspiegelung und andere Untersuchungen waren ohne Befund. Mit der Alles-oder-nichts Diagnose »Reizdarm« wurde ich schließlich entlassen.

Die Verdachtsdiagnose »Histaminose bzw. HIT« stellte ich mir selbst. Ein Gentest erbrachte bei mir schließlich den Nachweis des heterozygoten Genotyps C/T, der mit einer reduzierten Enzymaktivität um ca. 30 bis 50 Prozent der Histamin-N-Methyl-Transferase einhergeht. Ein HNMT-Mangel zeigt klinisch andere Symptome als ein DAO-Mangel. Die Symptome eines DAO-Mangels treten häufig schubweise und in der Regel direkt nach dem Verzehr histaminreicher Lebensmittel auf. Im Gegensatz dazu können die Symptome bei einem HNMT-Mangel auch zeitverzögert auftreten, und es ist insbesondere auch das zentrale Nervensystem betroffen.

Die Symptome einer Histamin-Intoleranz können ja sehr vielfältig und unspezifisch sein, was die Diagnose oft erschwert. Meine eigenen Beschwerden waren heftige Magen-Darm-Beschwerden, anfangs mit Durchfall, später mit Verstopfung, Krämpfen und unzähligem Aufstoßen. Während der Heuschnupfenzeit verstärkten sich die Symptome und es kamen geschwollene Augenlider und Reizungen der Augen, Atembeschwerden, Juckreiz, Herzrasen, innere Unruhe, Angst- und Panikattacken und Schwindel dazu.

Wie hast du deine Schwangerschaften erlebt – insbesondere im Hinblick auf deine Histamin-Problematik?

Überraschenderweise hatte ich während beider Schwangerschaften plötzlich keinerlei Heuschnupfen und Allergiesymptome mehr. Ich wusste damals noch nicht, dass die DAO während einer Schwangerschaft bis um das 300-Fache ansteigt! Allerdings kamen die Symptome nach den Geburten zurück, teilweise noch viel stärker.

Wie ging es nach der Diagnose für dich weiter?

Nach meiner Diagnose der Histaminose habe ich mich die ersten vier Monate strikt histaminarm ernährt, bis sich mein Darm erholt hat, all die Symptome und Beschwerden nach und nach verschwanden und das Histamin-Fass geleert war. Nicht nur meine Ernährung, auch meinen Lebensstil stellte ich sukzessive um. Ich wurde achtsam und entdeckte die Meditation für mich als ideale Entspannung. Und ich erkannte, dass erst das ganzheitliche Zusammenspiel zwischen Achtsamkeit, Entspannung und Ernährungsumstellung mein neues Lebensgefühl ausmachte – mit allen positiven Eigenschaften: Ich fühlte mehr Energie, Lebensfreude und Vertrauen. Meine langjährigen Magenschmerzen haben sich dadurch schlagartig und vor allem nachhaltig verbessert bzw. sind komplett verschwunden.

Heute kann ich es lockerer angehen und auch mal ein Stück Pizza, Avocado oder ein paar Erdbeeren essen. Ich schaue immer noch aufmerksam nach meinen Bedürfnissen und achte auf mich. Dank meiner beiden Stoffwechselstörungen und all der einhergehenden Erfahrungen habe ich mich und meinen Körper besser verstehen und kennengelernt. Ich bin mir selbst nähergekommen und durfte wachsen. Auch beruflich. Inzwischen berate ich deutschlandweit und darüber hinaus zu meinen beiden Herzensthemen HPU und HIT.

Deine Kreativität in der Küche ist beeindruckend – das spürt man sofort, wenn man deine Rezepte und dein Kochbuch anschaut. Wie würdest du die histaminbewusste Küche beschreiben? Ist sie wirklich so kompliziert, wie viele denken?

Im Gegensatz zu den meisten anderen Nahrungsmittelunverträglichkeiten, bei denen man nur einen Nahrungsbestandteil nicht verträgt, ist es mit der Histaminose anfangs eine größere Herausforderung. Denn Histamin steckt ja in fast allen Lebensmitteln, außer in Wasser, Salz und Öl. Also gilt es, sich zumindest in den ersten vier Karenzwochen streng histaminarm zu ernähren sowie biogene Amine, Histamin-Liberatoren und DAO-Blocker zu meiden.

Um das Histamin- und Entzündungs-Fass zu leeren, sollte unbedingt das Thema »Stress« angeschaut und ggf. der Lebensstil entsprechend geändert werden. Durch die vielen Verbotslisten, die im Netz kursieren, sind viele Betroffene schnell verunsichert, frustriert und überfordert. Deshalb habe ich eine positive und unbeschwerte Einkaufsliste erstellt: »ISS DICH GESUND UND SATT mit verträglichen und heilenden Lebensmitteln bei Histamin-Intoleranz«. Alle hier aufgeführten Lebensmittel sind histaminarm und gut verträglich. Natürlich muss immer auf die individuelle Toleranzgrenze geachtet werden. Mir war es wichtig zu zeigen, dass aus allen Lebensmittelgruppen ganz schön viel verträglich ist.

Gibt es besondere Ernährungs-Hacks, die du empfehlen kannst, um den Histamin-Spiegel schnell zu senken?

Dadurch, dass Histamin wasserlöslich ist, empfehle ich über den Tag verteilt viel Wasser zu trinken. Am besten ist stilles Quellwasser mit einem niedrigen Sulfatgehalt. Neben viel Vitamin-C-haltigen zudem am besten täglich mastzellstabilisierende Lebensmittel verzehren, wie Äpfel (besonders ältere Apfelsorten), Brokkoli, Granatäpfel, Grünkohl, Ingwer, Heidelbeeren (wilde noch mehr als Kultur), Kapern, (Acerola-)Kirschen, Quitten, rote Trauben, Spargel und Zwiebeln. Sie alle enthalten reichlich Quercetin – ein Pflanzenstoff, der wie ein natürliches Antihistaminikum und als Mastzellstabilisator wirkt.

Ein weiterer sekundärer Pflanzenstoff ist Curcumin (Kurkuma). Er ist stark entzündungshemmend und ebenfalls in der Lage, Mastzellen zu stabilisieren und die Histamin-Freisetzung zu reduzieren. Daher so oft es geht, Kurkuma in passende Suppen und Speisen (Curry) geben oder gerne am Abend eine Goldene Milch genießen.

Nathalies Geheimtipp: Helmkrauttee

Helmkraut gilt in der Naturheilkunde als natürliches Antihistaminikum. Helmkrauttee hilft bei zu viel Histamin und schwemmt Histamin vom Körper aus. Er hilft so auch gegen Nervosität, Angstzustände, Ruhelosigkeit, Stress und Schlafstörungen.

- 1–2 Teelöffel getrocknetes und geschnittenes Helmkraut
- 250 ml heißes Wasser (90–95 °C)

Zubereitung:

1. Das Helmkraut in eine Tasse oder Teekanne geben.
2. Mit heißem Wasser übergießen.
3. Den Tee abgedeckt 10–15 Minuten ziehen lassen.
4. Anschließend durch ein Sieb abseihen.
5. Optional: Da der Tee leicht bitter ist, kann er vor dem Genuss gesüßt werden, z. B. mit Honig

»Mit diesem HISTAMIN CUISINE-E-Book und der dazugehörigen ISS DICH GESUND UND SATT-Lebensmittel- und -Einkaufsliste möchte ich zeigen, dass eine histaminarme Ernährung sehr abwechslungsreich, gesund UND genussvoll sein kann. Die letzten vier Jahre habe ich fotografisch festgehalten, was bei mir so auf den Teller kam. Vom anfänglichen Reis-Karotte-Gericht bis zum ausgefallenen Weihnachtsmenü ist alles dabei. Zusätzlich teile ich darin viel Wissenswertes und meine hilfreichsten Tipps.«

Nathalie hat ein ganz besonderes Kochbuch mit vielen köstlichen Gerichten entwickelt, das wir dir von ganzem Herzen empfehlen, wenn du köstliche Rezeptideen möchtest. Alle Rezepte sind histaminarm, basenüberschüssig, darmfreundlich, reizarm, entzündungshemmend, abwechslungsreich, genussvoll, alltags- und familientauglich, verträglich, gesund und heilsam.

Ein Blick in Nathalies histamingesunde Rezeptsammlung:

Joghurt Frucht-Dessert im Glas

ZUTATEN für ca. 4 Portionen

- Joghurt & Fruchtpürees
- 600g griechischer Joghurt
- 2 EL Ahornsirup oder Honig
- 1 halbe Mango, kleingeschnitten
- 1 halber Apfel, kleingeschnitten
- 2 Scheiben gelbe Kiwi für die Deko
- ein paar Blaubeeren & ein paar Granatapfelkerne

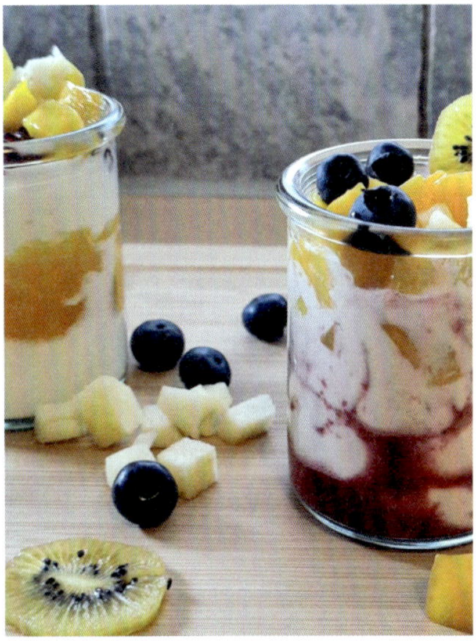

Einmal mit pürierter Mangosauce und einmal mit pürierten Granatäpfeln - ganz nach Geschmack, bzw. was man im Haus hat.
Die Zubereitung ist ganz easy und FreeStyle.

Nathalies Rezepte zeichnen sich durch frische Zutaten, kreative Kombinationen und einfache Zubereitungsmethoden aus.

Hier könnt ihr das Buch bestellen oder mit Nathalie in Kontakt treten:

Nathalie Sailer-Langes

Praxis für Ernährungs- & Gesundheitsberatung und ganzheitliches Coaching für Körper, Geist und Seele
Im Hockenbühl 8
74626 Bitzfeld
www.jeder-isst-anders.de

Individuelle Ernährungsberatung mit Nathalie

Hast du spezielle Fragen oder Bedürfnisse wie zum Beispiel ein Einzelcoaching? Nathalie bietet dir eine individuelle Ernährungsberatung an, die genau auf dich zugeschnitten ist.

Toxische Metalle vermeiden – Histamin senken

Toxische Metalle können deinen Körper belasten und auf diese Weise zur Histamin-Last beitragen. Du hast die Macht, aktiv dagegen vorzugehen! Mit ein paar einfachen Veränderungen kannst du deinen Alltag gesünder gestalten und deinen Körper schützen. Hier unsere Tipps:

- Wasche oder schäle Obst und Gemüse gründlich, um Schwermetallrückstände zu entfernen – ein kleiner Aufwand mit großer Wirkung!
- Reis vor dem Kochen sehr gründlich waschen und mit viel Wasser zubereiten, um die Arsenbelastung zu reduzieren.
- Wildpilze und Innereien nur gelegentlich genießen, da sie Schwermetalle wie Cadmium und Quecksilber enthalten können.
- Greife zu Bio-Lebensmitteln, um weniger Schadstoffe aufzunehmen – eine Investition in deine Gesundheit.
- Meide Raubfische wie Thunfisch oder Schwertfisch, die hohe Quecksilberwerte aufweisen können, und setze stattdessen auf kleinere Fische wie Hering oder Sardinen.
- Verzichte auf Alufolie und Aluminiumkochgeschirr, besonders bei sauren Speisen – dein Essen bleibt so frei von Aluminiumrückständen.
- Wechsle zu Edelstahl- oder Glasflaschen, um unnötige Schadstoffe zu vermeiden.
- Ersetze beschichtete Pfannen durch Keramik oder Edelstahl, für eine schadstofffreie Zubereitung deiner Lieblingsgerichte.
- Meide Nikotin und Alkohol, denn sie fördern die Aufnahme von Schwermetallen.
- Trinke ausreichend Wasser, um Schadstoffe aus deinem Körper auszuspülen – ein einfacher Schritt mit großem Effekt.
- Lass Amalgamfüllungen fachgerecht entfernen, da sie Quecksilber enthalten – ein wichtiger Schritt für deine langfristige Gesundheit.

Mit diesen einfachen Maßnahmen kannst du die Belastung durch toxische Metalle deutlich reduzieren und deinem Körper etwas Gutes tun. Jeder kleine Schritt zählt.

Vermutest du eine Belastung durch toxische Metalle? Hol dir Unterstützung!

Wenn du den Verdacht hast, dass dein Körper stark mit toxischen Metallen belastet ist, solltest du nicht zögern, eine fachkundige Beratung bei einem Umweltmediziner in Anspruch zu nehmen. Besonders für MCAD-Patienten (Patienten mit Mastzellaktivierungserkrankungen) kann eine solche Beratung entscheidend sein, um gezielte Maßnahmen zur Entlastung des Körpers zu ergreifen.

ZUM ABSCHLUSS: DEINE REISE ZU EINEM NEUEN LEBENSGEFÜHL

Liebe Leserin, lieber Leser,

wow! Du hast es geschafft! Mit dem Abschluss dieses Praxisratgebers hast du den ersten großen Schritt in ein neues, energiegeladenes Leben gemacht. Deine Reise zu einem gesünderen Dasein hat gerade erst begonnen, und das Beste kommt noch!

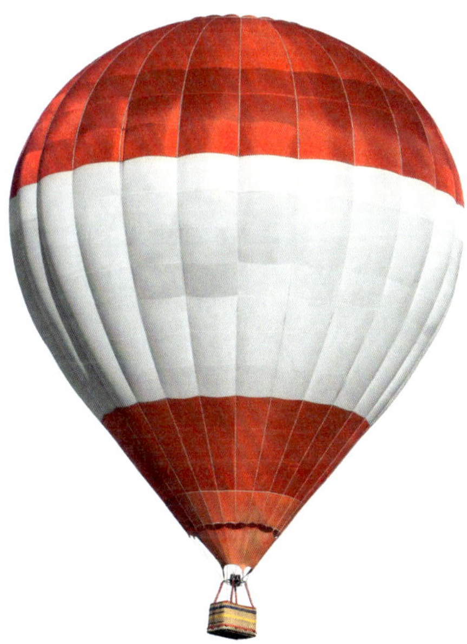

Mit dem Wissen und den Strategien aus diesem Buch bist du jetzt optimal gerüstet. Denk immer daran:

- Du bist einzigartig – und dein Weg mit Histamin ist es auch!
- Geduld und Ausdauer sind deine Superkräfte – nutze sie!
- Deine ausgewogene Ernährung ist dein Schutzschild – aber deine Geheimwaffe ist dein ganzheitlicher Ansatz!
- Stressmanagement und ein gesunder Lebensstil sind deine Verbündeten!

Dieser Ratgeber ist dein treuer Begleiter auf deiner Reise. Er wird immer an deiner Seite sein, wenn du ihn brauchst. Jede Technik, jedes Rezept und jeder Tipp ist ein Werkzeug auf deinem Weg zurück zur Histamin-Balance. Nutze sie weise und oft!

Vergiss nie: Jeder noch so kleine Fortschritt ist ein Sieg! Du bist auf dem Weg zu einem Leben voller Energie, Freude und Wohlbefinden. Deine Erfahrungen mit Histamin machen dich nicht schwach. Im Gegenteil!

Möge dieses Buch deine Quelle der Kraft und Inspiration sein, die dich zu deinem besten, gesündesten Selbst führt.

Auf dein gesundes, histaminbewusstes Leben!

Herzlichst
Kyra und Sascha Kauffmann

P. S.: Wir freuen uns über dein Feedback! Schreibe uns über deine Erfahrungen!

ANHANG

Tabellen

Hilfreiche Präparate für den »Darm-Lunge-Typ«

Wirkstoff	Dosierung pro Tag und Tageszeit	Bemerkung
Vitamin B6 als Pyridoxin oder Pyridoxal-5-Phosphat	1 x 25 mg morgens und mittags 1 x 25 mg morgens und mittags	
SAMe	400 mg zu einer Mahlzeit	Nicht bei Einnahme von SSRI, SSNRI, Triptanen; dann Methionin 500 mg
Kupfer	2 mg morgens	Nicht nüchtern! Macht Übelkeit. Verbesserung der DAO
Zinkpiccolinat	25 mg abends	Mastzellenstabilisierung
Vitamin D	5000 I. E. pro Tag morgens	Bei nachgewiesenem Mangel auch kurzfristig mehr (in Absprache mit dem Arzt oder Heilpraktiker)
Vitamin C	3 x 1000 mg über den Tag verteilt	Als Vitamin-C-Ester, auch als Infusion möglich (7,5–30 g)
Curcumin	1000 mg	Bei Asthma hilfreich; auch als Infusion möglich
Quercetin	2 x 500 mg	Mastzellenstabilisierung im Magen-Darm-Trakt

Wirkstoff	Dosierung pro Tag und Tageszeit	Bemerkung
Glutamin	1000–2000 mg	Regeneration der Darmschleimhaut; beim Leaky-Gut-Syndrom bis 3000 mg; auch als Infusion möglich

Hilfreiche Präparate für den weiblichen Hormontyp

Wirkstoff	Dosierung pro Tag und Tageszeit	Bemerkung
Vitamin B6 als Pyridoxin oder Pyridoxal-5-Phosphat	1 x 25 mg morgens und mittags 1 x 25 mg morgens und mittags	Bei Kupfer- oder Zinkmangel muss dieser zuerst behoben werden!
SAMe	400 mg zu einer Mahlzeit	Unterstützt Serotonin und die Methylierung. Nicht bei Einnahme von SSRI, SSNRI, Triptanen; dann Methionin 500 mg
Kupfer	2 mg morgens	Nicht nüchtern! Verursacht schlimme Übelkeit. Stärkung der DAO der Gebärmutter
Zinkpiccolinat	25 mg abends	Mastzellenstabilisierung
Selen	200 mg morgens	Als Natriumselenit. Verbesserung der aktiven Schilddrüsenhormone

Wirkstoff	Dosierung pro Tag und Tageszeit	Bemerkung
Vitamin D	5000 I. E. pro Tag morgens	Als reines Kaliumjodid oder falls verträglich auch als Kelp-Kapseln (Bio-Qualität); bei M. Basedow nur nach Rücksprache mit dem Arzt
Vitamin C	3 x 1000 mg über den Tag verteilt	Als Vitamin-C-Ester; fördert den Histamin-Abbau und schützt die Nebennieren
Magnesium	600 mg abends	Als Magnesiummalat
Agnus Castus Pflanzenextrakt	3 x täglich 5 Tropfen	Regulation der Hormonachse bei Östrogendominanz
Progesteroncreme in D4		Regulation der Hormonachse, in der zweiten Zyklushälfte
Ashwagandha	1000 mg	Stärkt die Nebennieren, verbessert den Schlaf
Cordyceps	3 x 600 mg	Stärkt die Nebennieren und die Serotoninbildung
Melatonin	1–5 mg	Ab 2 mg verschreibungspflichtig; 30 Minuten vor dem Schlafengehen einnehmen
DHEA	25 mg	In Deutschland verschreibungspflichtig; ab 45. Lebensjahr bei nachgewiesenem DHEA-Mangel
CBD-Öl 5 %	3–5 Tropfen auf die Zunge geben	Histamin-Regulation und Neurotransmitterstärkung

Hilfreiche Präparate für den männlichen Hormontyp

Wirkstoff	Dosierung pro Tag und Tageszeit	Bemerkung
Vitamin B6 als Pyridoxin oder Pyridoxal-5-Phosphat	1 x 25 mg morgens und mittags 1 x 25 mg morgens und mittags	Bei Kupfer- oder Zinkmangel muss dieser zuerst behoben werden!
SAMe	400 mg zu einer Mahlzeit	Unterstützt Serotonin und die Methylierung; nicht bei Einnahme von SSRI, SSNRI, Triptanen
Kupfer	2 mg morgens	Nicht nüchtern! Verursacht Übelkeit
Zinkpiccolinat	25 mg abends	
Selen	200 mg morgens	Als Selenit
Vitamin D	5000 I. E. morgens	Bei Mangel auch kurzfristig mehr (in Absprache mit dem Arzt oder Heilpraktiker)
Jod	300 mg morgens	Als reines Kaliumjodid oder, falls verträglich, auch als Kelp-Kapseln (Bio-Qualität); bei M. Basedow nur nach Rücksprache mit dem Arzt
Ashwagandha	1000 mg	Stärkt die Nebennieren, verbessert den Schlaf
Cordyceps	3 x 600 mg	
Melatonin	1–5 mg	Ab 2 mg verschreibungspflichtig; 30 Min. vor dem Schlafengehen einnehmen

Wirkstoff	Dosierung pro Tag und Tageszeit	Bemerkung
Vitamin C	3 x 1000 mg über den Tag verteilt	Als Vitamin-C-Ester; fördert den Histamin-Abbau und schützt die Nebennieren
Magnesium	800 mg abends	Als Magnesiummalat
Maca-Extrakt	250 mg	Unterstützt die Testosteronbildung
CBD-Öl 5 %	3–5 Tropfen auf die Zunge geben	Histamin-Regulation und Neurotransmitterstärkung
DHEA	25–50 mg	In Deutschland verschreibungspflichtig; ab 45 Jahren empfohlen bei nachgewiesenem DHEA-Mangel

Hilfreiche Präparate für den »Histadelie-Typ«

Wirkstoff	Dosierung pro Tag und Tageszeit	Bemerkung
Kupfergluconat	2 mg morgens	Nicht nüchtern
Zinkpiccolinat	25 mg abends	
Vitamin B6	Als Pyridoxin 100 mg oder als Pyridoxal-5-Phosphat 50 mg	Nicht nüchtern! Verursacht Übelkeit

Wirkstoff	Dosierung pro Tag und Tageszeit	Bemerkung
SAMe	400 mg	Für Vegetarier und Veganer 600 mg; nicht nüchtern, nicht bei Einnahme von SSRI, SSNRI, Triptanen
Alternative zu SAMe: Methionin Methylcobalamin Mangan	 1000 mg 1 mg 4 mg	Für Vegetarier und Veganer: 1500 mg 15 mg 4 mg
Vitamin D	3000–7000 I. E.	Regelmäßige Laborkontrolle notwendig

Bei Antriebsschwäche, Konzentrations- und Gedächtnisstörungen

Wirkstoff	Dosierung pro Tag und Tageszeit	Bemerkung
Tyrosin	500–1000 mg morgens	
Mucuna pruriens	250 mg	
Vitamin C Ascorbat	3 x 1000 mg	Auch als Infusion
CBD-Öl	3 x 5 Tropfen unter die Zunge geben	5 bis 20 %

Bei Ängsten, Panik und Zwängen

Wirkstoff	Dosierung pro Tag und Tageszeit	Bemerkung
Vitamin C Ascorbat	3 x 1000 mg	Auch als Infusion
CBD-Öl	3 x 5 Tropfen unter die Zunge geben	5 bis 20 %; nicht bei SSRI, SSNRI und Triptanen
Safran	2 x 15 mg	

Bei Migräne (auch vorbeugend)

Wirkstoff	Dosierung pro Tag und Tageszeit	Bemerkung
PEA	3–5 x 350 mg	
CBD-Öl	3 x 5 Tropfen unter die Zunge geben	5 bis 20 %
Quercetin	3 x 800 mg	
Vitamin B12 (Methylcobalamin oder Hydroxocobalamin)	1 mg	Optimal als Depotspritze

Bei Schlafstörungen, vor allem bei mangelndem Tiefschlaf

Wirkstoff	Dosierung pro Tag und Tageszeit	Bemerkung
Melatonin	1–5 mg, ca. 30 Minuten vor dem Schlafengehen	In Einzelfällen können auch höhere Dosen notwendig sein.
Passionsblumenextrakt	2 x 425 mg, direkt vor dem Schlafengehen	

Hilfreiche Präparate für den »MCAD-Typ«

Die hier genannten Präparate sind mit allen Antihistaminika, Mastzellstabilisatoren und Kortison kombinierbar.

Wirkstoff	Dosierung pro Tag und Tageszeit	Bemerkung
Vitamin B6 als Pyridoxin oder Pyridoxal-5-Phosphat	1 x 25 mg morgens und mittags 1 x 25 mg morgens und mittags	Nicht nüchtern einnehmen
Methionin oder SAMe	1000 mg bzw. 400 mg zu einer Mahlzeit	Nicht bei Einnahme von SSRI, SSNRI oder Triptanen
Vitamin D	5000 I. E. pro Tag morgens	Bei nachgewiesenem Mangel auch kurzfristig mehr (in Absprache mit dem Arzt oder Heilpraktiker)
EPA und DHA	2000 mg zu einer Mahlzeit	Als veganes Algenöl, Fischöl (Bio-Qualität)

Wirkstoff	Dosierung pro Tag und Tageszeit	Bemerkung
Ashwagandha	1000 mg	Stärkt die Nebennieren, verbessert den Schlaf
Cordyceps	3 x 600 mg	Stärkt die Nebennieren
Vitamin C	3 x 1000 mg über den Tag verteilt	Als Vitamin-C-Ester; Histamin-Abbau und Nebennierenunterstützung
Magnesium	500 mg abends	Als Magnesiummalat
PEA	3 x 350 mg	Vor allem bei chronischen Schmerzen
CBD-Öl 5 % (Hanföl)	3–5 Tropfen auf die Zunge geben, bei Bedarf auch mehr	Histamin-Regulation und Neurotransmitterstärkung, Schmerzlinderung
SAMe	400 mg zu einer Mahlzeit	Unterstützt HNMT, Serotonin und die Methylierung; nicht bei Einnahme von SSRI, SSNRI, Triptanen; dann Methionin 500 mg
Kupfer	2 mg morgens	Nicht nüchtern! Verursacht schlimme Übelkeit.
Zinkpiccolinat	25 mg abends	Mastzellenstabilisierer
Melatonin	1–5 mg 30 Min. vor dem Schlafengehen	Ab 2 mg verschreibungspflichtig
Myo-Inositol	2000 mg	Mastzellenstabilisierer

Labore in Deutschland für die im Buch genannten Untersuchungen

biovis Diagnostik MVZ GmbH
Brüsseler Str. 18
65552 Limburg-Eschhofen
www.biovis.de

Labor Rosler GmbH
Am Weißen Haus 10
97772 Wildflecken
www.labor-rosler.de

IMD Institut für Medizinische Diagnostik Berlin-Potsdam GbR
Nicolaistr. 22
12247 Berlin
www.imd-berlin.de

Ganz Immun Diagnostics AG
Hans-Böckler-Str. 109–111
55128 Mainz
www.ganzimmun.de

Sension GmbH
Provinostr. 52
86153 Augsburg
www.sension.eu

Synlab Labor Südwest GmbH
Otto-Hahn-Str. 18
76275 Ettlingen
www.laborzentrum.org

Bezugsquellen für Rezepturarzneien, Spezialinfusionen und Mastzellenmedikamente

Arnika Apotheke am Sportpark
Am Sportpark 5
82008 Unterhaching
www.arnika-apo.de

St. Martins Apotheke
Bleicherbreite
86154 Augsburg
www.stmartinsapotheke.de

Viktoria Apotheke
Bahnhofstrasse 95-97
66111 Saarbrücken
www.internet-apotheke.de

Selbsthilfegruppen und Infoportale

Unsere Facebook-Gruppe:
MCAS, Mastozytose und HIT
www.facebook.com/groups/446201390071781

www.mastzellenhilfe.de
Infoportal für MCAS-Betroffene

www.mcas-hope.de
Infoportal für MCAS-Betroffene

www.mastozytose.de
Selbsthilfegruppe für MCAS-und Mastozytose-Betroffene

www.histaminintoleranz.ch
Infoportal für alle Histaminosen

www.mastzellaktivierungsinfo.de
Infoportal für MCAS- und Mastozytose-Betroffene

Bezugsquellen für hochwertige Nahrungsergänzungsmittel und Labortests für zu Hause:

www.natugena.de

www.tisso.de

www.foryouehealth.de

www.natuerlichlangleben.de

www.norsan.de

Literaturempfehlungen und Quellen

Afrin, Lawrence B.: Never bet against occam: Mast cell activations disease and the modern epidemics of chronic illness and medical complexity, Sister Media Bethesda 2016

Aggarwal, Bharat et al.: The molecular targets and therapeutic uses of curcumin in health and disease, Springer Science and Business Media, New York 2007

Amthor, Frank: Das menschliche Gehirn für Dummies, Wiley-VCH Verlag GmbH und Co KGaA 2013

Baehr, Volker von: Mastzellaktivierungssyndrom, www.imd-berlin.de, 26.9.2016

Baessler, K. H. et al.: Vitamin-Lexikon für Ärzte und Ernährungswissenschaftler, Urban und Fischer München 2002, 3. Auflage

Baumel, Syd: Serotonin – How to naturally harness the power behind Prozac and Phen/Fen, Keats Publishing New Canaan 1997

Benkert, Otto: Pocket Guide Psychopharmaka von A bis Z, 5. Auflage, Springer Verlag Berlin 2018

Beutling, Dorothea M. Beutling: Biogene Amine in der Ernährung, Springer Verlag Berlin 1996

Bloom, Willliam: The Endorphin Effect: A breakthrough strategy for holistic health and spiritual wellbeing, Judith Piatkus Ldt., London 2003

Bo, Young Chung and Sook, Young Park et al.: Effect of different cooking methods on histamine levels in selected foods, in: Annals of Dermatology 2017, December, 29 (6); 706714

Bowthorpe, Janie A.: Für die Schilddrüse – gegen den Starrsinn – Stop the Thyroid Madness, Laughing Grape Publishing, Fredricksburg Texas 2012

Breuning, Loretta Graziano: Die Chemie des Glücks, MVG Verlag München 2019

Brunner, Mirjam: Die Wirkungsweise von Serotonin, Dopamin und Noradrenalin im Gehirn bei Depressionen, Books on Demand 2017

Bullmore, Edward: Die entzündete Seele, Goldmann Verlag München 2019

Campbell, Becky: The 4-Phase-Histamine Reset Plan, Salem, MA, 2019

Campbell-McBride, Natasha: Gut and Psychology Syndrome, Medinform Publishing Cambridge 2010

Cordain, Loren: The Paleo Diet, John Wiley and Sons 2002

Cordain, Loren: Das Getreide – zweischneidiges Schwert der Menschheit, Novagenics Verlag Arnsberg 2004

Deppe, Kristin: Neue Wege aus dem Histamin-Dilemma, Tredition Verlag Hamburg 2018

Ehlers, Rolf: Wohlfühlhormon Serotonin – Botenstoff des Glücks, Vianova Verlag Petersberg 2012

Eichinger, Uschi, Kauffmann, Kyra: Die Anti-Stress-Ernährung – Die LOGI-Methode zur Stressbewältigung, Systemed Verlag Lünen, 2. Auflage 2016

Eichinger, Uschi, Kauffmann, Kyra: Der Burnout-Irrtum, Systemed Verlag Lünen, 6. Auflage 2017

Engida, Yazachew: Pharmakologie des Histamins, Verlag Unser Wissen 2020

Fauteck, Jan-Jörg: Melatonin, Verlag Brandstätter 2017

Fritzsche, Doris: Histamin-Intoleranz, GU München 2016

Gershon, Michael D.: The Second Brain, New York 2003

Gröber, Uwe: Mikronährstoffe – Metabolic Tuning – Prävention – Therapie, Wissenschaftliche Verlagsgesellschaft Stuttgart, 3. Auflage 2011

Gröber, Uwe: Orthomolekulare Medizin, 3. Auflage Wissenschaftliche Verlagsgesellschaft mbH Stuttgart 2008

Gröber, Uwe: Arzneimittel und Mikronährstoffe, Wissenschaftliche Verlagsgesellschaft mbh Stuttgart 2018

Guzek, Gaby und Guzek, Bernd: Alkohol – adé, Eigenverlag 2020

Gvodjakova, Anna: Mitochondrial Medicine – Mitochondrial Metabolism, Diseases and Therapy, Springer Verlag 2008

Haas, Jochen: Vigantol – Die Geschichte von Adolf Windaus und die Geschichte des Vitamin D, Kelsterbach 2006

Harper, Harold und Löffler, Georg et al.: Physiologische Chemie, Springer Verlag Berlin 1979

Hedya, Robert J. : The Antidepressant Survival Guide, Harmony Books New York 2000

Heseker, Helmut und Heseker, Beate: Die Nährwerttabelle, Neuer Umschau Buchverlag, Neustadt an der Weinstraße, 3. Auflage 2015

Hoffer, Abram: Orthomolecular treatment for schizophrenia, Lincolnwood Keats 1999

Holford, Patrick: Optimale Ernährung für die Psyche, Veda Nutria Verlag Vordorch 2004

Jarisch, Reinhart: Histamin-Intoleranz, Histamin und Seekrankheit, Georg Thieme Verlag KG, 3. Auflage, Stuttgart 2013

Kallert, Johanna: Wenn Mastzellen zu viel Histamin ausschütten, Eigenverlag 2019

Kauffmann, Kyra und Kauffmann, Sascha: Jod – das Standardwerk zum vergessenen Heilmittel, Systemed Verlag / RIVA Verlag München, 1. Auflage 2019

Kauffmann, Kyra und Kauffmann, Sascha: KPU/HPU – häufige, aber verkannte Mitochondrienstörungen, Oberhachinger Verlagsgruppe, 3. Auflage 2018

Kauffmann, Kyra und Kauffmann, Sascha: Natürlich High, Systemed Verlag / RIVA-Verlag München 2020

Kauffmann, Kyra und Kauffmann, Sascha: Eltern werden 40+, VAK Verlag Kirchzarten 2020

Kharrazian, Datis: Was ist bloß mit meinem Gehirn los?, VAK Verlag Kirchzarten 2018

Kuklinski, Bodo: Das HWS-Trauma, Aurum Verlag 2007

Kuklinski, Bodo: Schwachstelle Genick, Aurum Verlag 2010

Kuklinski, Bodo und Schemionek, Anja: Mitochondropathie – Heilung ausgeschlossen, Aurum Verlag Bielefeld 2014

Kuklinski, Bodo und van Lunteren, Jeroen. Neue Chance – gesünder mit Mikronährstoffen. Aurum Verlag Bielefeld; 2012

Lamprecht, Heinz: Medikation bei systemischen Mastzellaktierungserkrankungen (MCAD), www.mastzellaktivierung.info

Lee, James: Your Brain Electric, Helix Publishing 2017

Lieberman, Daniel Z. und Michael E. Long: Ein Hormon regiert die Welt – wie Dopamin unser Verhalten steuert und das Schicksal der Menschheit bestimmt, Riva Verlag München 2019

Mayr, Franz X.: Darmgesundheit, Graz 1968

Maslinski, Czeslaw: Histamine, Dowden, Hutchinchon and Ross Inc. 1973

Mechoulam, Rephael: Cannabinoids as therapeutics, Birkhäuser Verlag Basel 2005

Nasmyth, P. A.: Histamine release and the „stress“ phenomen, in British Journal of Pharmacological Chemotherapy, March 1955

Pall, Martin: Explaining unexplained illnesses, Harrington Park Press New York 2009

Parker, James N. und Philip M.: Histamines – a medical dictionary, ICON Health Publications 2004

Pauling, Linus: Vitamin C und der Schnupfen, Verlag Chemie Weinheim 1972

Pert, Candace B.: Moleküle der Gefühle – Körper, Geist und Emotionen, Rororo Verlag Reinbek, 4. Auflage 2011

Pfeiffer, Carl: Total Nutrition, New York 1980

Pfeiffer, Carl: Nutrition and Mental Illness, Rochester 1987

Pfeiffer, Carl: Nährstofftherapie bei psychischen Störungen, Heidelberg 1989

Pham, Linh und Baiocchi, Leonardo et al.: The interplay between mast cells, pineal gland and circadian rhythm: Links between histamine, melatonin and inflammatory mediators, in Journal of Pineal Research, 5th October 2020

Pollmer, Udo: Zusatzstoffe von A bis Z: Was Etiketten verschweigen, 2017

Ross, Julia: Was die Seele essen will – die Mood Cure, Klett Verlag Stuttgart, 2. Auflage 2010

Runow, Klaus-Dietrich: Der Darm denkt mit – wie Bakterien, Pilze und Allergien das Nervensystem beeinflussen, Südwest Verlag München 2011

Schleip, Thilo: Histamin-Intoleranz, Trias Verlag Stuttgart 2004

Schwabe, Ulrich und Paffrath, Dieter et al.: Arzneimittelverordnungsreport 2020, Springer Verlag Berlin 2020

Selye, Hans: Stress beherrscht unser Leben, Heyne Verlag Düsseldorf 1957

Strunz, Ulrich: Das Schlaf-Buch-Gut, Heyne Verlag München 2018

Strunz, Ulrich: Blut – die Geheimnisse unseres flüssigen Organs, Heyne Verlag München 2016

Talbott, Shawn: The Cortisol Connection, Publishing Group West Berkeley

Tsafrir, Judy: MHFR, Methylation and Histamine in Psychiatric Conditions, in Psychologytoday.com, November 2017

Walsh, William J.: Psychische Erkrankungen anders behandeln, VAK Verlag Kirchzarten 2016

Williams, Roger, J.: Biochemical Individuality, Texas 1998

Wilson, James L.: Adrenal Fatigue – The 21st Century Stress Syndrome, Smart Publications, Petaluma 2017

Vohora, Divya S.: The Third Histamine Receptor, Selective Ligands as Potential Therapeutic Agends in CNS Disorders, 2009

Wunsch, Alexander: Die Kraft des Lichts, Riva Verlag München 2019

Yasko, Amy: Feed Good Nutrigenomics – Your Roadmap to Health, NRI 2014

Studien / Wissenschaftliche Publikationen / Fachartikel

Afrin, Lawence und Demsey, Tania T. et al.: Diagnosis of mast cell activation syndrome: a global „consensus-2“, in: Diagnosis, 22.04.2020

Auth, Patrick und Hoffmann, Kyra: Wenn Histamin auf die Nerven geht, in: COMED, Mai 2011

Bieger, Wilfried P.: Schlaf warum?, in: OM und Ernährung 2009, Nr. 129

Bieger, Wilfried P.: Neurostress – eine Einführung, Teil 1, in: OM und Ernährung 2013, Nr. 143

Bieger, Wilfried P.: Neurostress – eine Einführung, Teil 2, in: OM und Ernährung 2013, Nr. 145

Comas-Baste, Oriol und Sanchez-Perez, Sonia et al.: Histamine Intolerance: The Current State of the Art, in: Biomolecules, August 14, 2020 10(8):1181

Gonzales-Diaz, Sandra und Sanchez-Borges, Mario: Chronic Urticaria and thyroid pathology, in World Allergy Organization Journal 2020, March 6, 13 (3)

Hodmann-Jeddi, Christina: Darmbakterien beeinflussen psychische Gesundheit, in: Pharmazeutische Zeitung, 05.02.2019

Hoffmann, Kyra und Kauffmann, Sascha: Die Gut-Brain-Axis, in: COMED Juli 2013

Kuklinski, Bodo und Fuchs, Norbert: Methylgruppen-Stoffwechsel, in: OM und Ernährung, Nr. 156, 216

Lambert, G. und Reid, C. et al.: The effect of sunlight and season on serotonin turnover in the brain, in: The Lancet, Volume 360, December 2002

Landucci, Elisa und Laurina, Accuntiatina et al.: Thyroid Hormone, Thyroid Hormone Metabolites and Mast Cells: A less explored issue, in: Front Cell Neuroscience, 2019; 13:79

Lichtman, Aron und Schlosburg, Joel et al.: CB1 receptors mediate rimonabant-induced pruritic responses in mice: investigation of locus in action, in: Psychopharmacology, August 2011

Mainz, Laura und Verana Schwarzer et al.: Effects of histamine and diamine oxidase activities on pregnancy: a critical review, in Human Reproductive Update, Volume 14, No. 5, May 2008

Molderings, Gerhard J. und Kolck U. et al.: Die systemische Mastzellerkrankung mit gastro-intestinal betonter Symptomatik – eine Checkliste als Diagnoseinstrument, in: Deutsche Medizinische Wochenschrift 2006, 131: 2095–2100

Molderings, Gerhard J. und Homann, J. et al.: Systemische Mastzellaktivierungserkankung – ein praxisorientierter Leitfaden zur Diagnostik und Therapie, in: Deutsche Medizinische Wochenschrift 30/2014

Mommert, Susanne und Gutzmer, R. et al.: Die Rolle von Histamin und seiner spezifischen Rezeptoren, insbesondere des Histamin-H4-Rezeptors, bei chronisch-entzündlichen Hautkrankheiten, in: Allergologie, Jahrgang 37, Nr. 2/2014, S. 68–76

Pöhlau, Dieter und Raithel, Martin et al.: Neurologische und psychiatrische Symptome der systemischen MCAD, in: Neurotransmitter, 2015; 26(9)

Raithel, Martin und Hahn, E. G.: Mediatordiagnostik am Gastrointestinaltrakt, in: Hahn, E. G. Klinische Gastroenterologie, Thieme Verlag Stuttgart 2000, S. 108–109

Schwelberger, Hubert G.: Histamine intolerance: a metabolic disease, in: Inflammation Research, 2010 March, 59, 2, 219–21

Valent, Peter und Akin, Cem et al.: Proposed diagnostic algorithm for patients with suspected Mast Cell Activation syndrome, in: The Journal of Allergy and Clinical Immunology, February 2019

Verheesen, R. H. und Schweitzer, C. M.: Micronutrients and amino acids, main regulators of physiological processes, in: Medical Hypotheses October 2009

Ärztezeitung online vom 13.1.2011: Mastzellen: Dirigenten der Immunantwort, Zitat Prof. Dr. Maurer

Ärztezeitung online vom 18.3.2018: Arzneimittelmissbrauch: Doping für die Nerven

Ärztezeitung online vom 01.10.2019: Häufiger Depressionen diagnostiziert

Deutsches Ärzteblatt (2013): Intestinale Mikrobiota: Ein „Ökosystem" mit Potenzial, 110 (8): A320

Deutsches Ärzteblatt (2006): Die verschiedenen Gesichter der Histaminintoleranz

Konsequenzen für die Praxis, 103 (51–53)

www.brigitte.de/histaminunverträglichkeit, 29.01.20

www.faz.de: Deutschland hat ein Alkoholproblem, 17.04.2019

www.pharmazeutische-zeitung.de: Neue Generationen von Antihistaminika, 05.08.2011

www.pharmazeutische-zeitung.de: Geheime Studie mit Famoditin als Covid-19-Mittel, 29.04.2020

www.pharmazeutische-zeitung.de: Darmbakterien beeinflussen psychische Gesundheit, 05.02.2019

www.zeit.de: Vom Bauch zum Kopf, 19.04.2019

Kyra & Sascha Kauffmann: Der Histamin-Irrtum
Weg von Radikaldiäten und Verbotslisten – die Formel für ein gesundes Leben mit Histamin
Leseprobe: www.vakverlag.de

Histaminintoleranz ist oft die letzte Erklärung, wenn diffuse Beschwerden wie Verdauungsprobleme nicht nachlassen und alle Behandlungsansätze wirkungslos bleiben. Als Ausweg wird dann eine erhebliche Einschränkung der Ernährung verordnet. Doch diese bleibt häufig wirkungslos, weil die Beschwerden in erster Linie nicht durch histaminhaltige Lebensmittel entstehen, sondern durch das Histamin, das unser Körper selbst produziert. Die Autoren erklären, wie es gelingt, den Histaminhaushalt wieder in Balance zu bringen.
224 Seiten, Klappenbroschur (16,5 x 22,5 cm)
ISBN 978-3-86731-238-7

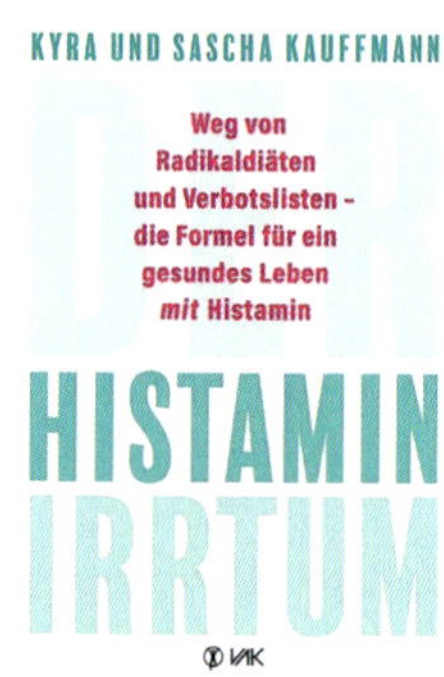

Kyra & Sascha Kauffmann: Histamin-Irrtum – das Kochbuch
Lecker und gesund essen bei histaminbedingten Beschwerden
Leseprobe: www.vakverlag.de

Das Kochbuch zum Bestseller *Der Histamin-Irrtum* – 50 alltagstaugliche Rezepte für eine genussvolle und gesunde Ernährung bei histaminbedingten Beschwerden für den richtigen Umgang mit Histamin, ohne Weglass-Diäten und Verbotslisten. Ein nach Mahlzeiten sortierter Rezeptteil, Einkauflisten und Tagespläne für einen 7-Tage-Genuss-Reset, Wochenpläne für unterschiedliche Bedürfnisse, Austauschmöglichkeiten für einzelne Lebensmittel, Tipps für Meal-Prep und Vorratshaltung machen Lust darauf, die neu gewonnen Erkenntnisse gleich in die Praxis umzusetzen.
Erscheint im November 2025!
Ca. 180 Seiten, Klappenbroschur (16,5 x 22,5 cm)
ISBN 978-3-86731-294-3

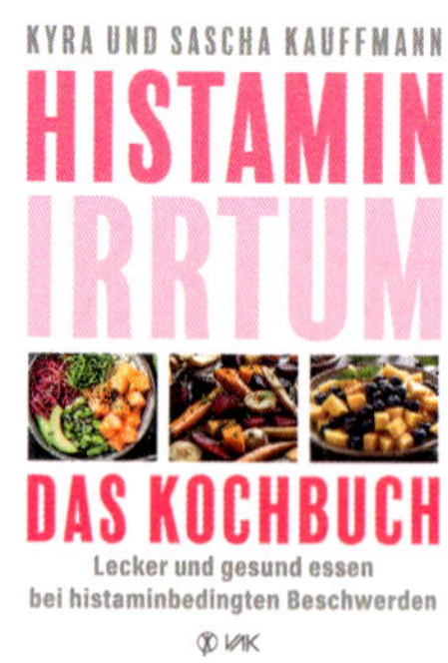